黄元御用药心法

李成文 刘 彬 ◎ 主编

申旭辉 尚 蕊 ◎ 编委

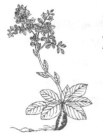

中国中医药出版社

·北京·

图书在版编目（CIP）数据

黄元御用药心法 / 李成文，刘彬主编 . —北京：中国中医药
出版社，2017.1（2024.7重印）
ISBN 978-7-5132-3898-4

Ⅰ . ①黄… Ⅱ . ①李… ②刘… Ⅲ . ①中药学 Ⅳ . ① R28

中国版本图书馆 CIP 数据核字（2016）第 309912 号

中国中医药出版社出版

北京经济技术开发区科创十三街 31 号院二区 8 号楼
邮政编码 100176
传真 010 64405721
北京盛通印刷股份有限公司印刷
各地新华书店经销

开本 880×1230 1/32 印张 8.75 字数 264 千字
2017 年 1 月第 1 版 2024 年 7 月第 3 次印刷
书号 ISBN 978 – 7 – 5132 – 3898 – 4

定价 49.00 元
网址 www.cptcm.com

服务热线 010 64405510
购书热线 010 64065415 010 64065413
微信服务号 zgzyycbs

书店网址 csln.net/qksd/
官方微博 http：//e.weibo.com/cptcm
淘宝天猫网址 http：//zgzyycbs.tmall.com

编写说明

　　清代著名医学家黄元御（1705—1758），又名玉路，字坤载，号研农，别号玉楸子，山东昌邑人。因病弃学，勤求古训，博采众长，著《四圣悬枢》《四圣心源》《素灵微蕴》《素问悬解》《灵枢悬解》《难经悬解》《伤寒悬解》《金匮悬解》《伤寒说意》《玉楸药解》《长沙药解》等书，影响巨大，梨枣再易，广为流传。《伤寒说意》《伤寒悬解》《金匮悬解》《长沙药解》阐发经方255首，备受后世青睐。《长沙药解》《玉楸药解》更是黄氏临证用药（包括经方方药）之结晶，然后学需要分而读之，才能心领神会。为系统总结黄氏用药心法，故将其内容合二为一，集药453种，重构类编，以药为纲，先药后方，方药一体，药按音序排列，方药皆标原书位置，便于检索。

丙申孟冬李成文

目录

阿魏

阿魏 味辛，气臭，入足太阴脾、足厥阴肝经。辟瘟御瘴，破积消癥。

阿魏，辛烈臭恶，化血积血癥，固瘕癫疝，杀小虫，消疟母，辟瘟疫瘴疠之灾。解蘑菰牛马之毒。

阿魏生西番昆仑地。是木汁坚凝成冰，松脂渍胶，臭恶异常。炒研入碗，磁面崩损，成片而下，其克伐剥蚀之力，无坚不破，化癖磨癥，此为第一。但可入膏药敷贴，不宜汤丸服饵也。

炒焦，研细。（《玉楸药解·卷二·木部·阿魏》）

艾叶

艾叶 味苦、辛，气温，入足厥阴肝经。燥湿除寒，温经止血。

艾叶，和煦通畅，逐湿除寒，暖补血海，而调经络。瘀涩既开，循环如旧，是以善于止血，而治疮疡。其诸主治，止吐衄便尿、胎产崩带、淋沥痔漏、刀箭跌损诸血，治发背、痈疽、疔毒、痔疮、臁疮、风癞、疥癣诸疮，除咽喉、牙齿、眼目、心腹诸痛，灭奸黯，落赘疣，调胎孕，扫虫䘌。

◆**《金匮》柏叶汤** 方在柏叶

用之治吐血不止。

◆**胶艾汤** 方在阿胶

用之治胞阻漏血，以其温经而止血也。

血生于肝，敛于肺，升于脾，降于胃，行于经络，而统于中气。中气旺则肝脾左升而不下泄，肺胃右降而不上溢。中气虚败，肺胃逆升，则上流于鼻口，肝脾下陷，则下脱于便溺。盖血以阴质而含阳气，其性温暖而孕君火，温则流行而条畅，寒则凝瘀而梗涩。瘀而不行，则为癥瘕，瘀而未结，则经脉莫容，势必外脱。肺胃之阳虚，则逆流而不降，肝脾之阳虚，则陷泄而不升。肺胃之逆，非无上热，肝脾之陷，非无下热，而究其根原，全缘于中下之湿寒。（《长沙药解·卷二·艾叶》）

安息香 ●

安息香 味辛、苦，气温，入手太阴肺、足厥阴肝经。除邪杀鬼，固精壮阳。

安息香，温燥窜走，治鬼支邪附，阳痿精遗，历节疼痛，及心腹疼痛之病。熏服皆效。烧之神降鬼逃。（《玉楸药解·卷二·木部·安息香》）

巴豆 ●

巴豆 味辛、苦，大热，入足阳明胃、足太阴脾、足少阴肾经。驱寒邪而止痛，开冷滞而破结。

巴豆，辛苦大热，破沉寒积冷，止心疼腹痛，泻停痰积水，下宿谷坚癥，治霍乱胀痛，不能吐泻，疗寒痰阻闭，不得喘息，排脓血而去腐秽，荡积滞而断疟痢，消死肌胬肉，点疣痣疥癣。种种奇功，神异非常。

去壳，炒，研用。强人可服二厘。

◆《伤寒》**二白散**方在桔梗

用之治寒实结胸，无热证者。以寒实郁结，痞塞不通，巴豆破寒实而决郁塞也。（《长沙药解·卷一·巴豆》）

巴戟天

巴戟天　味辛、甘，微温，入足少阴肾、足厥阴肝经。强筋健骨，秘精壮阳。

巴戟天，温补精血，滋益宗筋，治阳痿精滑，鬼交梦遗。驱逐脉风，消除痂癞。

去梗，酒浸，蒸晒。(《玉楸药解·卷一·草部·巴戟天》)

白豆蔻

白豆蔻　味辛，气香，入足阳明胃、手太阴肺经。降肺胃之冲逆，善止呕吐，开胸膈之郁满，能下饮食，噎膈可效，痃疟亦良，去睛上翳障，消腹中胀疼。

白豆蔻，清降肺胃，最驱膈上郁浊，极疗恶心呕哕。嚼之辛凉清肃，肺腑郁烦，应时开爽。秉秋金之气，古方谓其大热，其不然也。

研细，汤冲。(《玉楸药解·卷一·草部·白豆蔻》)

白附子

白附子　味辛、甘，性温，入足太阴脾、足厥阴肝经。驱风泻湿，逐痹，行痰，温燥发泻，表散风湿，治中风失音，鼻口偏斜，耳聋喉痹，疥癣疝瘕，面上䵟黯，阴下湿痒。行痰涎，止唾。(《玉楸药解·卷一·草部·白附子》)

白狗胆

白狗胆　味苦，性寒，入足少阳胆、足厥阴肝经。明目退赤，破瘀消积。

白狗胆，苦寒，清肝胆风热，治眼痛鼻痛，鼻衄耳聤，杀虫化积，止痛破血。凡刀箭损伤，及腹胁瘀血瘀痛，热酒服半枚，瘀血尽下。兼敷一切恶疮。

附：白狗乳、白狗血、黑狗血、狗宝、狗阴茎

白狗乳，点久年青盲，于目未开时点，目开而瘥。涂赤秃发落，拔白生黑。

白狗血，治癫疾。

黑狗血，治难产横生，鬼魅侵凌。

狗宝，温胃降逆，止噎纳谷，疗痈疽疔毒。

狗阴茎，壮阳起痿，除女子带下阴痒。(《玉楸药解·卷五·禽兽部·白狗胆》)

白花蛇

白花蛇　味咸，微温，入足厥阴肝经。通关透节，泻湿驱风。

白花蛇，穿经透骨，开痹搜风，治鼻口㖞斜、手足瘫痪、骨节疼痛、肌肤麻痒、疥癞风癫之证。

中风病因木郁风动，血燥筋枯，外风虚邪表闭，筋缩四肢而成。而木郁之由，全缘水寒土湿，生发不遂。白花蛇外达筋脉，则益其枯燥，内行脏腑，不能去其湿寒，非善品也。庸工习用诸方，标本皆背，无益于病而徒杀生灵，甚无益也。读柳子厚《捕蛇》之篇，至可伤矣。(《玉楸药解·卷五·鳞介鱼虫部·白花蛇》)

白及

白及　味苦，气平，入手太阴肺经。敛肺止血，消肿散瘀。

白及，黏涩，收敛肺气，止吐衄失血，治痈疽、瘰疬、痔瘘、疥癣、肝皰之病，跌打汤火金疮之类俱善。（《玉楸药解·卷一·草部·白及》）

白芥子

白芥子　味辛，气温，入手太阴肺经。破壅豁痰，止喘宁嗽。

白芥子，辛温利气，扫寒痰冷涩，破胸膈支满，治咳逆喘促，开胃止痛，消肿辟恶皆良。（《玉楸药解·卷四·果部·附谷菜部·白芥子》）

白酒

白酒　味辛，气温，入手太阴肺经。开胸膈之痹塞，通经络之凝瘀。

酒性辛温宣达，黄者重浊而走血分，白者轻清而走气分，善开闭塞而行经络，暖寒滞而止痛楚，故能治胸痹。

今之烧酒，与此证甚宜，用以代之，效更捷也。

◆《金匮》栝蒌薤白白酒汤、栝蒌薤白半夏汤 二方在栝蒌

并用之，以治胸痹心痛，以其开瘀而消滞也。（《长沙药解·卷三·白酒》）

白蜡

白蜡 味淡，气平，入手太阴肺、足厥阴肝经。止血生肌，补伤续绝。

白蜡，坚凝敛聚，能消肿止痛，长肉合疮，接筋续骨，外科要品也。

白蜡即黄蜡之殊色者，此是蜡树虫吐白如胡粉也。(《玉楸药解·卷六·鳞介鱼虫部·白蜡》)

白薇

白薇 味苦，微寒，入足少阳胆、足厥阴肝经。清少阳上逆之火，泻厥阴下郁之热。

白薇，苦寒疏利，入肝胆之经，散结滞而清郁热。其诸主治，消瘰疬，平痔漏，清赤目，止血痢，除酒渣，灭粉刺，理痈肿，收带浊，解女子阴中肿痛。

◆《金匮》**薯蓣丸**方在薯蓣

用之治虚劳，风气百疾，以其泻肝胆之郁热也。(《长沙药解·卷二·白薇》)

白茅根

茅根 味甘，微寒，入手太阴肺、足太阳膀胱经。清金止血，利水通淋。

白茅根，清金利水，敛血通经，治喘哕烦渴，吐衄崩漏，经闭溺涩，水肿黄疸。

初生茅针，止衄血便血，收金疮流血，消肿败毒，下水溃痈。酒煎服。一针溃一孔，二针溃二孔。

花止吐血，治金疮流血。(《玉楸药解·卷一·草部·茅根》)

白前

白前　味甘、辛，入手太阴肺经。降冲逆而止嗽，破壅塞而清痰。

白前，善降胸胁逆气，心肺凝痰，嗽喘冲阻，呼吸壅塞之证，得之清道立通，浊瘀悉下，宜于补中之剂并用乃效。

◆ **《金匮》泽漆汤**方在泽漆

用之治脉沉之咳。是缘水气之里冲，非由风邪之外闭，泽漆治其水气，白前降冲逆而驱痰饮也。(《长沙药解·卷三·白前》)

白檀香

白檀香　味辛，微温，入足阳明胃、足太阴脾、手太阴肺经。治心腹疼痛，消痕疝凝结。

白檀香，辛温疏利，破郁消满，亦治吐胀呕泄之证，磨涂面上黑痣。

附：紫檀香

紫檀香，破瘀消肿，止金疮血漏，煎饮磨涂最良。(《玉楸药解·卷二·木部·白檀香》)

白头翁

白头翁 味苦，性寒，入足少阳胆、足厥阴肝经。清下热而止利，解郁蒸而凉血。

白头翁，苦寒之性，并入肝胆，泻相火而清风木，是以善治热利。其诸主治，消瘿瘤，平瘰疬，治秃疮，化癥块，清咽肿，断鼻衄，收血利，止腹痛。医外痔，疗偏坠。

◆《伤寒》白头翁汤

白头翁三两，黄连三两，黄柏三两，秦皮三两。

治厥阴病，热利下重，欲饮水者，以己土湿陷，木郁而生下热，不能疏泄水道，则为下利。缘风木之性，愈郁则愈泄，水道不开，谷道必不能闭也。足厥阴风木，手少阳相火，俱陷于大肠，故魄门郁热而重坠。手少阳下陷，则足少阳上逆，君相合气，升炎于上，故渴欲饮水。白头翁清少阳之相火，黄连清少阴之君火，黄柏、秦皮，泻厥阴之湿热也。（《长沙药解·卷二·白头翁》）

白薇

白薇 味苦、微咸，微寒，入手太阴肺、足太阳膀胱经。凉金泻热，清肺除烦。

◆《金匮》竹皮大丸 方在竹茹

用之治乳妇中虚，烦乱呕逆。有热者，倍白薇，以其泻热而除烦也。

白薇，苦寒，长于清金而除烦热，利水而通淋涩。其诸主治，通鼻塞，止血淋，清膀胱热涩，断胎产遗尿。（《长沙药解·卷三·白薇》）

白鲜皮

白鲜皮 味苦，性寒，入手太阴肺、足太阳膀胱经。清金止咳，利水清疸。

白鲜皮，清金利水，治咳嗽上气，黄疸溺癃，疥癣鼠瘘。(《玉楸药解·卷一·草部·白鲜皮》)

白芷

白芷 味辛，微温，入手太阴肺、手阳明大肠经。发散皮毛，驱逐风湿。

白芷，辛温香燥，行经发表，散风泻湿，治头痛鼻渊、乳痈背疽、瘰疬痔瘘、疮痍疥癣、风痹瘙痒、肝疱疵瘢之证。兼能止血行瘀，疗崩漏便溺诸血，并医带淋之疾。刀伤蛇咬皆善，敷肿毒亦善。(《玉楸药解·卷一·草部·白芷》)

白术

白术 味甘、微苦，入足阳明胃、足太阴脾经，补中燥湿，止渴生津，最益脾精，大养胃气，降浊阴而进饮食，善止呕吐，升清阳而消水谷，能医泄利。

白术，性颇壅滞，宜辅之以疏利之品。肺胃不开，加生姜、半夏以驱浊，肝脾不达，加砂仁、桂枝以宣郁，令其旋补而旋行，则美善而无弊矣。

产于潜者佳。选坚白肥鲜者，泔浸，切片，盘盛，隔布上下铺湿米，蒸至米烂，晒干用。

◆《金匮》桂枝附子去桂加白术汤

甘草二两，大枣六枚，生姜两半，附子一枚，白术一两。

治风湿相抟，身体疼烦，大便坚，小便自利者。以汗出遇风，表闭汗回，流溢经络关节，营卫郁阻，是以疼烦。若小便不利，此应桂枝加附子，暖水达木，以通水道。今大便坚，小便自利，则湿在表而不在里。而水道过通，恐亡津液，故去桂枝之疏泄，加白术以补津液也。

◆越婢加术汤

麻黄六两，石膏半斤，甘草二两，生姜三两，大枣十二枚，白术四两。

治里水，一身面目黄肿，小便自利而渴者。以皮毛外闭，湿气在经，不得泄路，郁而生热，湿热淫蒸，是以一身面目黄肿。若小便不利，此应表里渗泻，以驱湿热。今小便自利而渴，则湿兼在表，而不但在里。便利亡津，是以发渴。甘草、姜、枣补土和中，麻、膏泻经络之湿热，白术补脏腑之津液也。

◆麻黄加术汤

麻黄三两，桂枝二两，甘草一两。杏仁七十枚。白术四两。

治湿家身烦疼者。以湿郁经络，泄皮毛不泄，故身烦疼。麻黄汤泄皮毛以驱湿，恐汗去而津亡，故加白术，以益津也。此即里水之证，小便不利者也。

◆理中丸方在人参

治霍乱吐利。若脐下筑者，肾气动也，去术，加桂四两，去术之滞，加桂枝益肝阳而伐肾阴也。吐多者，去术，加生姜三两，去术之壅，加生姜降逆而止呕吐也。腹满者，去术，加附子一枚，去术之闭，加附子开瘀浊而消胀满也。下多者，仍用术，以其固脱陷而止泄也。渴欲得水者，加术足前成四两半，以其生津液而去湿也。

◆ 白术散

白术、蜀椒、川芎、牡蛎等分。

妊娠养胎。以胎妊之病，水寒土湿，木气郁结，而克脾土，则脾困不能养胎。白术补土燥湿，蜀椒暖水敛火，芎䓖疏乙木之郁，牡蛎消肝气之结也。

脾以太阴而抱阳气，故温升而化木火，胃以阳明而含阴精，故清降而生金水。胃降则空虚而善容，是以食下而不呕，脾升则磨荡而善腐，是以谷消而不利。五行之性，火燥而水湿，太阴脾土，升自水分，因从水分而化湿，阳明胃土，降于火位，因从火位而化燥。太阴之湿济阳明之燥，阳明之燥济太阴之湿，燥湿调和，中气轮旋，是以胃纳脾消，吐利不作。

但太阴脾以湿土司令，阳明胃从燥金化气。辛金己土，俱属太阴，而辛金不如己土之湿，庚金戊土，俱属阳明，而戊土不如庚金之燥，缘化于人，不敌主令于己者之旺也。人之衰也，火日亏而水日盛，燥日消而湿日长。湿则中气凝郁，枢轴不运，升降反作，脾陷胃逆。脾陷则乙木不达，下克己土，水谷不消而为泄，胃逆则甲木失归，上克戊土，饮食不纳而为呕。白术补土燥湿，土燥而升降如前，是以吐泄兼医。理中汤方在人参用之以治痞满呕泄，盖与姜、甘、人参温补中气，转其升降之轴，自复清浊之位也，其性守而不走，故于补虚固脱，独擅其长，而于疏通宣导，则未能焉。若脐动腹满诸证，非姜、桂、附子，不能胜任矣。

凡去湿之品，每伤于燥。白术气味浓郁，汁浆淳厚，既养胃气，亦补脾气，最生津液，而止燥渴。仲景用之于桂枝、麻黄之内，汗去而津液不伤，至妙之法也。

盖湿淫之病，善伤津液。以土燥金清，则肺气降洒，而化雨露。其露气之氤氲而游溢者，浸润滑泽，是谓之津。津液渗灌，脏腑沾濡，是以不渴。湿则气滞津凝，淫生痰涎，脏腑失滋，每生燥渴。津液无多，而再经汗泄，湿愈而燥伤矣。加白术去湿而养津，此除湿发汗之金绳也。

水火之交，其权在土。水化而为木火，由己土之左旋，火化而为金水。缘戊土之右转，土者，水火之中气也。中气旺则戊土蛰封，阴降而抱阳，九地之下，常煦然而如春，己土升发，阳升而含阴，九天之上，常凛然而如秋。中气衰则戊土逆升，失其封蛰之职，火飞而病上热，己土顺陷，乖其发达之政，水沉而病下寒，是以火热水寒之病，必缘土败。仲景治水，五苓、真武、附子、泽泻诸方，俱用白术，所以培土而制水也。禹平水土，非土则水不可平。治天下之水者，莫如神禹，治一身之水者，莫如仲景，圣圣心符，天人不殊也。（《长沙药解·卷一·白术》）

百部

百部 味苦，微寒，入手太阴肺经。清肺止嗽，利水杀虫。

百部清金润肺，宁嗽降逆，杀白蛲蛔虫，一切树木蛀虫，疗疥癣瘙痒，消水气黄肿，洗衣去虱。（《玉楸药解·卷一·草部·百部》）

百草霜

百草霜 味辛，气平，入足厥阴肝经。敛营止血，清热消瘀。

百草霜，专止失血，治吐衄便溺，治产漏诸血甚效。

百草霜，即灶内烟煤，与釜脐灰同性。（《玉楸药解·卷三·金石部·百草霜》）

百合

百合 味甘、微苦，微寒，入手太阴肺经。凉金泻热，清肺除烦。

百合，凉金润燥，泻热消郁，消肃气分之上品。其诸主治，收涕泪，止悲伤，开喉痹，通肺痈，清肺热，疗吐血，利小便，滑大肠，调耳聋、耳痛，理胁痛、乳痈、发背诸疮。水渍一宿，白沫出，去其水，更以泉水煎汤用。

◆《金匮》百合知母汤

百合七枚，知母二两。

治百合病，发汗后者。伤寒之后，邪气传变，百脉皆病，是为百合。其证眠食俱废，吐利皆作，寒热难分，坐卧不安，口苦便赤，心烦意乱，不能指其为何经何脏之病也。然百脉之气，受之于肺，肺者，百脉之宗也，是宜清肺。其在发汗之后者，津枯而金燔，百合清肺而生津，知母凉金而泻热也。

◆滑石代赭汤

百合七枚，滑石三两碎，代赭石如鸡子大。

治百合病，下之后者。下败中脘之阳，土湿胃逆，肺热郁蒸。百合清肺而泻热，滑石、代赭，渗湿而降逆也。

◆百合鸡子汤

百合七枚，煎汤，入鸡子黄一枚，搅匀煎。

治百合病，吐之后者。吐伤肺胃之津，金土俱燥。百合清肺热而生津，鸡子黄补脾精而润燥也。

◆百合地黄汤

百合七枚，生地黄汁一斤。入百合汤，煎服。大便当如漆。

治百合病，不经发汗、吐、下，病形如初者。不经发汗、吐、下，而瘀热淫蒸，败浊未泄。百合清肺而泻热，生地黄汁凉泻肠胃而下垢浊也。

◆百合洗方

百合一斤，水一斗，渍一宿，洗身。洗后食煮饼，勿以盐。

治百合病，一月不解，变成渴者。火炎金燥，则肺热不解，变而为渴。肺主皮毛，百合洗皮毛，以清肺热也。

◆百合滑石散

百合一两，滑石二两。为散，饮服方寸匕，日三服。微利，止服，热则除。

治百合病，变发热者。湿动胃逆，肺郁生热。百合清金而泻热，滑石利水而除湿也。（《长沙药解·卷三·百合》）

柏实 ————————————————————●

柏实 味甘、微辛，气香，入手太阴肺经。润燥除烦，降逆止喘。

柏实，清润降敛，宁神调气，善去烦躁，而止喘逆。缘其香甘入土，能行凝滞。开土郁，肺胃右行，神气下达，烦喘自定。其诸主治，安魂魄，止惊悸，润肠秘，泽发焦。蒸晒，炒，去皮，取仁用。

◆《金匮》竹皮大丸 方在竹茹

治乳妇中虚，烦乱呕逆。烦喘者，加柏实一分，以其清金降逆而止烦喘也。（《长沙药解·卷三·柏实》）

柏叶 ————————————————————●

柏叶 味苦、辛，涩，入手太阴肺经。清金益气，敛肺止血。

◆《金匮》柏叶汤

柏叶三两，干姜三两，艾三把，马通汁一升。

治吐血不止者。以中虚胃逆，肺金失敛，故吐血不止。干姜补中而降逆，柏、艾、马通，敛血而止吐也。

血生于木而摄于金，庚金不收，则下脱于便尿，辛金不降，则上溢于鼻口。柏叶秉秋金之收气，最能止血，缘其善收土湿。湿气收则金燥而自敛也。其诸主治，止吐衄，断崩漏，收便血，除尿血，敷烧灼，润须发，治历节疼痛。（《长沙药解·卷三·柏叶》）

柏子仁

柏子仁　味甘、辛，气平，入足少阴脾、手阳明大肠、手少阴心、足厥阴肝经。润燥除湿，敛气宁神。

柏子仁，辛香甘涩，秉燥金敛肃之气，而体质则极滋润，能收摄神魂，宁安惊悸，滑肠开秘，荣肝起痿，明目聪耳，健膝强腰，泽润舒筋，敛血止汗。燥可泻湿，润亦清风，至善之品。

蒸，晒，舂，簸，取仁，炒研。烧沥取油，光泽须发。涂抹癣疥，搽黄水疮湿，最效。（《玉楸药解·卷二·木部·柏子仁》）

败酱草

败酱　味苦，微寒，入足厥阴肝经。善破瘀血，最排痈脓。

败酱，苦寒通利，善破瘀血而消痈肿，排脓秽而化癥瘕。其诸主治，止心痛，疗腹疼，住吐衄，破癥瘕，催生产，落胎孕，收带下，平疥癣，除翳膜，去胬肉。败酱即苦菜也。

◆ 《金匮》薏苡附子败酱散方在薏苡

用之治肠痈脉数，以其排积脓而行瘀血也。(《长沙药解·卷二·败酱》)

斑蝥

斑蝥 味辛，微寒，入足厥阴肝经。消肿败毒，利水通淋。

斑蝥，辛寒毒烈，坠胎破积，追毒利水，止瘰疬疥癣，痈疽瘕疝，下蛊毒，开癃淋，点疣痣，消瘰瘤，解疯狗伤。

斑蝥糯米同炒，去斑蝥，用米，研细，清油少许，冷水调服，治疯狗伤，小便利下毒物而瘥。利后腹痛，冷水青靛解之。瘰疬每服一枚，不过七枚，毒从小便出，如粉片血块而瘥。毒下小便，痛沥不堪，宜滑石、灯心等引之使下。(《玉楸药解·卷三·金石部·斑蝥》)

半夏

半夏 味辛，气平，入手太阴肺、足阳明胃经。下冲逆而除咳嗽，降浊阴而止呕吐，排决水饮，清涤涎沫，开胸膈胀塞，消咽喉肿痛，平头上之眩晕，泻心下之痞满，善调反胃，妙安惊悸。

甲木下行而交癸水者，缘于戊土之降。戊土不降，甲木失根，神魂浮荡，此惊悸眩晕所由来也。二火升炎，肺金被克，此燥渴烦躁所由来也。收令不遂，清气埋郁，此吐衄痰嗽所由来也。胆胃逆行，土木壅迫，此痞闷膈噎所由来也。凡此诸证，悉宜温中燥土之药，加半夏以降之。其火旺金热，须用清敛金火之品。然肺为病标而胃为病本，必降戊土，以转火金，胃气不降，金火无下行之路也。半夏辛燥开通，沉重下达，专入胃腑，而降逆气。胃土右转，浊瘀扫荡，胃腑冲和，神气归根，则鹤胎龟息，绵绵不绝竭矣。

血原于脏而统于经，升于肝而降于肺，肝脾不升，则血病下陷，肺胃不降，则血病上逆。缘中脘湿寒，胃土上郁，浊气冲塞，肺金隔碍，收令不行，是以吐衄。此与虚劳惊悸，本属同原，未有虚劳之久，不生惊悸，惊悸之久，不生吐衄者，当温中燥土，暖水敛火，以治其本，而用半夏降摄胃气，以治其标。

庸工以为阴虚火动，不宜半夏，率以清凉滋润之法，刊诸纸素。千载一辙，四海同风，《灵枢》半夏秫米之方治目不得瞑，在邪客篇，《金匮》半夏麻黄之制，绝无解者。仁人同心，下士不悟，迢迢长夜，悲叹殷庐，悠悠苍天，此何心哉！

洗去白矾用。妊娠姜汁炒。

◆《伤寒》半夏泻心汤

半夏半升，人参、甘草、干姜、黄芩、黄连各三两，大枣十二枚。

治少阳伤寒，下后心下痞满而不痛者。以中气虚寒，胃土上逆，迫于甲木，经气结涩，是以作痞。少阳之经，循胃口而下胁肋，随阳明而下行，胃逆则胆无降路，故与胃气并郁于心胁。甲木化气于相火，君相同气，胃逆而君相皆腾，则生上热。参、甘、姜、枣，温补中脘之虚寒，黄芩、黄连，清泻上焦之郁热，半夏降胃气而消痞满也。《金匮》治呕而肠鸣，心下痞者。中气虚寒则肠鸣，胃气上逆则呕吐也。

◆《金匮》大半夏汤

半夏二升，人参三两，白蜜一斤。水一斗二升，和蜜扬之二百四十遍，煮，分三服。

治胃反呕吐者。以脾阳虚败，水谷不消，而土木郁陷，下窍堵塞，是以不为泄利，而为呕吐。胃以下行为顺，反而逆行，故名胃反。人参补中脘之阳，建其枢轴，白蜜润下窍之结涩，半夏降上逆之胃气也。

◆《伤寒》黄芩加半夏生姜汤

黄芩三两，芍药二两，甘草二两，大枣十二枚，半夏半升，生姜三两。

治太阳少阳合病，下利而作呕者。黄芩汤方在黄芩，治太少之下利，加半夏、生姜，降胃逆而止呕也。

◆葛根加半夏汤

葛根四两，麻黄三两，桂枝二两，甘草二两，芍药二两，生姜三两，大枣十二枚，半夏半升。

治太阳阳明合病，不下利，但呕者。以阳明为少阳胆木所逼，水谷莫容，已消而在下脘则为利，未消而在上脘则为呕。半夏降胃逆而止呕也。

◆《金匮》半夏干姜散

半夏、干姜等分。为散。浆水服方寸匕。

治干呕，吐逆，吐涎沫。以中寒胃逆，浊阴冲塞，肺气堙郁，淫蒸涎沫。干姜温中而下冲气，半夏降逆而荡瘀浊也。

◆小半夏汤

半夏一升，生姜一斤。

治心下有支饮，呕而不渴者。以饮居心下，阻隔胃气，故胃逆作呕，而不觉燥渴。半夏，生姜，降逆气而排水饮也。

◆苓甘五味姜辛加半夏汤

茯苓四两，甘草三两，五味半升，干姜三两，细辛一两。半夏半升。

治支饮，昏冒作呕，而不渴者。以饮居心下，隔其胃阳，阳升则冒，胃逆则呕，半夏驱水饮而止呕冒也。

◆越婢加半夏汤

麻黄六两。石膏半斤，甘草一两，生姜三两，大枣十五枚，半夏半升。

治肺胀，咳喘上气，目欲脱，脉浮大者。以中气虚滞，肺胃之降令素迟，一遇风寒，闭其皮毛，里郁莫泄，胃气逆升，肺壅为热，是以咳喘上气而脉浮大。此为肺胀之病，即伤风齁喘而为热者。甘、枣补其中虚，麻黄泻其皮毛，石膏清其肺热，生姜、半夏，降冲逆而破壅塞也。

◆《伤寒》半夏散

半夏、甘草、桂枝等分。为散，白饮和服方寸匕。不能服散，水煎服。

治少阴病，咽痛者。以阴气上冲，因致咽痛。半夏、桂枝，降其冲逆，甘草和其急迫也。

◆《金匮》半夏厚朴汤

半夏一升、厚朴三两、茯苓四两、生姜五两、苏叶二两。

治妇人咽中如有炙脔。以湿旺气逆，血肉凝瘀。茯苓泻其湿，朴、半、姜、苏，降其逆而散其滞也。

◆半夏麻黄丸

半夏、麻黄等分。蜜丸。

治心下悸者。以阳衰土湿，升降失政，脾陷而乙木不得直升，则郁勃而为悸，胃逆而甲木不能顺降，则悬虚而为惊。胃土上逆，浊阴填塞，心下更郁，经络壅涩，碍厥阴风木升达之路，是以心悸动。《素问》：胃之大络，名曰虚里，出于左乳下，其动应衣，即此谓也。惊原于魂气之虚飘。悸原于经气之阻碍。半夏降胃逆而驱浊阴，麻黄开堙郁而通络路也。

人之中气，左右回旋，脾主升清，胃主降浊。在下之气，不可一刻而不升，在上之气，不可一刻而不降。一刻不升，则清气下陷，一刻不降，则浊气上逆。浊气上逆，则呕哕痰饮皆作，一切惊悸眩晕，吐衄嗽喘，心痞胁胀，膈噎反胃，种种诸病，于是生焉，而总由于中气之湿寒。盖中脘者，气化之原，清于此升，浊于此降，四象推迁，莫不本乎是。不寒不热，不燥不湿，阴阳和平，气机自转。寒湿偏旺，气化停滞，枢机不运，升降乃反，此脾陷胃逆之根也。安有中气健运，而病胃逆者哉！（《长沙药解·卷一·半夏》）

薄荷

薄荷　味辛，气凉，入手太阴肺经。发表退热，善泻皮毛，治伤风头痛，瘰疬疥癣，瘾疹瘙痒。滴鼻止衄，涂敷消疮。（《玉楸药解·卷一·草部·薄荷》）

贝母

贝母　味苦，微寒，入手太阴肺经。清金泻热，消郁破凝。

贝母，苦寒之性，泻热凉金，降浊消痰，其力非小，然轻清而不败胃气，甚可嘉焉。其诸主治，疗喉痹，治乳痈，消瘿瘤，去胬肉，点翳障，敷疮痈，止吐衄，驱痰浊，润心肺，解燥渴，清烦热，下乳汁，除咳嗽，利水道。

◆ **《伤寒》二白散**方在桔梗，**《金匮》当归贝母苦参丸**方在当归并用之，以其清金而泻热也。（《长沙药解·卷三·贝母》）

荸荠

荸荠　味甘，微寒，入足太阴脾、足厥阴肝经。下食消谷，止血磨癥。

荸荠，甘寒消利，治热烦消渴，化宿谷坚癥，疗噎膈黄疸，解金石蛊毒，医吞铜便血，止下利崩中。攻坚破聚，是其所长，但寒胃气，脾弱者食之，则脐下结痛。

荸荠即地栗，亦名凫茨，《尔雅》作凫茈。（《玉楸药解·卷四·果部·荸荠》）

荜茇

荜茇　味辛，气温，入足太阴脾、足阳明胃经。温脾胃而化谷，暖腰膝而止痛，吐泄皆医，疝瘕并效。

荜茇，辛燥温暖，治水谷不消、肠鸣水泄、心腹疼胀、呕逆酸心之病甚佳。

醋浸，焙用。

荜茇与荜澄茄性味相同，功效无殊，皆胡椒类也。（《玉楸药解·卷一·草部·荜茇》）

荜澄茄

荜澄茄　味辛，气温，入足太阴脾、足阳明胃经。温燥脾胃，消纳水谷，能止胀痛，善除呕吐。

澄茄，温燥之性，甚宜脾胃寒湿，下气降浊，进食消谷，治霍乱吐泄、反胃噎膈之病。

酒浸，炒用。形似胡椒。（《玉楸药解·卷一·草部·荜澄茄》）

草薢

草薢　味苦，气平，入足太阳膀胱经。泻水去湿，壮骨舒筋。

草薢，疏泻水道，驱经络关节之湿，治手足瘈瘲瘫痪、小便白浊频数诸证，并医恶疮痔瘘。(《玉楸药解·卷一·草部·草薢》)

蓖麻子

蓖麻子　味苦，气平，入手太阴肺、足太阳膀胱经。下胎衣，收子肠，拔肿毒，泻水症。

蓖麻子，性善收引，敷足则下胎衣，涂顶则收子肠，贴鼻口㖞斜，熏咽喉肿痹。熬膏贴肤，拔毒追脓，纸捻入鼻，开癥通闭。又性善走泻，能利大小二肠，下饮澼水症。兼消肿硬，平瘰疬恶疮。(《玉楸药解·卷一·草部·蓖麻子》)

萹蓄

萹蓄　味苦，气平，入足太阳膀胱经。清利膀胱，渗泻湿热。

萹蓄，利水泻湿，治黄疸淋涩，消女子阴蚀，杀小儿蛔虫，疗浸淫疥疬、疽痔痛痒之证。(《玉楸药解·卷一·草部·萹蓄》)

扁豆

扁豆　味甘，气平，入足太阴脾、手阳明大肠经，培中养胃，住泄止呕。

扁豆，性甘平敛涩，补土治泄，亦良善之品也。

用白者佳。（《玉楸药解·卷四·果部·附谷菜部·扁豆》）

鳖甲

鳖甲　味咸，气腥，入足厥阴肝、足少阳胆经。破癥瘕而消凝瘀，调痈疽而排脓血。

鳖甲，化瘀凝，消癥瘕而排脓血，其诸主治，下奔豚，平肠痈，疗沙淋，治经漏，调腰痛，敷唇裂，收口疮不敛，消阴头肿痛。

醋炙焦，研细用。

◆《金匮》鳖甲煎丸

鳖甲十二分，柴胡六分，黄芩三分，人参一分，半夏一分，桂枝三分，芍药五分，阿胶三分，干姜三分，大黄三分，厚朴三分，葶苈一分，石韦三分，瞿麦二分，赤硝十二分，桃仁二分，丹皮五分，乌扇三分，紫葳三分，蜣螂六分，鼠妇三分，蜂窠四分，䗪虫五分。为末，煅，灶下灰一斗，清酒一斛五斗，浸灰，候酒尽一半，入鳖甲，煎化，取汁，入诸药中，煎为丸，梧桐子大，空心服七丸，日进三服。

治病疟一月不差，结为癥瘕。以寒湿之邪，客于厥阴少阳之界，阴阳交争，寒热循环。本是小柴胡加桂姜证，久而不解，经气痞塞，结于胁下，而为癥瘕，名曰疟母。此疟邪埋根，不可不急治之也。鳖甲行厥阴而消癥瘕，半夏降阳明而松痞结，柴胡、黄芩，清泻少阳之表热，人参、干姜，温补太阴之里寒，此小柴胡之法也。桂枝、胶、芍，疏肝而润风燥，此桂枝之法也。大黄、厚朴，泻胃而清郁烦，此承气之法也。葶苈、石韦、瞿麦、赤硝，利水而泄湿，丹皮、桃仁、乌扇、紫葳、蜣螂、鼠妇、蜂窠、䗪虫，破瘀血而消癥也。

◆**升麻鳖甲汤** 方在升麻

用之治阳毒、阴毒，以其排脓秽而行血瘀也。(《长沙药解·卷二·鳖甲》)

槟榔 ●

槟榔 味苦、辛，性涩，气温，入足太阴脾、足阳明胃经。降浊下气，破郁消满，化水谷之陈宿，行痰饮之停留，治心腹痛楚，疗山水瘴疠。

槟榔，辛温，下气破滞，磨坚行瘀，败陈宿之气，亦有用之良材。若气虚作满，则损正益邪，不能奏效矣。(《玉楸药解·卷二·木部·槟榔》)

冰片 ●

冰片 味辛，性凉，入手太阴肺、足厥阴肝经。去翳明目，开痹通喉。

冰片，辛凉开散，治赤目白翳，喉痹牙疼，鼻瘜，舌出肠脱，杀虫消痔，开窍散火。(《玉楸药解·卷二·木部·冰片》)

补骨脂 ●

补骨脂 味辛、苦，气温，入足太阴脾、足少阴肾、手阳明大肠经。温脾暖肾，消水化食，治膝冷腰疼，疗肠滑肾泄，能安胎坠，善止遗精，收小儿遗溺，兴丈夫痿阳，除阴囊之湿，愈关节之凉。

补骨脂，温暖水土，消化饮食，升达肝脾，收敛滑泄，遗精带下、溺多便滑诸证，甚有功效。方书称其延年益寿，虽未必信，然要亦佳善之品也。

盐酒拌润，炒研，晒干用。

同青盐、乳香，搽日久牙疳。

阳衰土湿之家，中气堙郁，升降失位，火金上逆，水木下陷。夜而阴旺湿增，心肾愈格。子半阳生之际，木气萌生，不得上达，温气下郁，遂兴阳而梦泄。此宜燥土泻湿，升脾降胃，交金木而济水火。道家媒合，婴儿姹女，首重黄婆，玄理幽妙，医工不解也。（《玉楸药解·卷一·草部·补骨脂仁》）

苍耳子

苍耳子　味苦，微温，入足厥阴肝经。散风湿拘挛，泻湿去风，治肢节挛痛，瘰疬疥疬，风疹瘾疹。

叶，主发散风湿。（《玉楸药解·卷一·草部·苍耳子》）

苍术

苍术　味甘、微辛，入足太阴脾、足阳明胃经。燥土利水，泻饮消痰，行瘀去满，化癖除癥，理吞吐酸腐，辟山川瘴疬，起筋骨之痿软，回溲溺之混浊。

白术守而不走，苍术走而不守，故白术善补，苍术善行。其消食纳谷，止呕住泄，亦同白术，而泻水开郁，则苍术独长。盖木为青龙，因己土而变色，金为白虎，缘戊土而化形。白术入胃，其性静专，故长于守，苍术入脾，其性动荡，故长于行。入胃则兼达辛金而降浊，入脾则并走乙木而达郁。白术之止渴生津者，土燥而金清也，苍术之除酸而去腐者，土燥而木荣也。白术偏入戊土，则纳粟之功多，苍术偏入己土，则消谷之力旺。己土健则清升而浊降，戊土健则浊降而清亦升。然自此而达彼者，兼及之力也，后彼而先此者，专效之能也，若是脾胃双医，则宜苍术、白术并用。

茅山者佳，制同白术。

新制双术法列下：选于茅二术坚实肥鲜者各一斤，别器泔浸，换水，令润透，去皮，切片，晒用。黄芪、沙参、生姜、半夏各八两，煎浓汁，浸白术。大枣、龙眼、砂仁各八两，煎浓汁，浸苍术。各用磁盘，隔布铺盖湿米，砂锅蒸透，晒干。再浸再蒸，汁尽而止。量加暖水温中之品合煎，久饵实能延年却老。

戊己转运，水火交济，环铅聚汞之理。医家不解，妄以滋阴之药，促命天年，甚可恨也！黄土炒白术，芝麻炒苍术，无知妄作，不通之极！（《玉楸药解·卷一·草部·苍术》）

草豆蔻

草豆蔻 味辛，气温，入足太阴脾、足阳明胃经。燥湿调中，运行郁浊，善磨饮食，能驱痰饮，治胃口寒湿作痛，疗腹中腐败成积，泄秽吞酸俱效，蛮烟瘴疬皆医，疟疾堪疗，霍乱可愈，反胃噎膈之佳药，呕吐泄利之良品，化鱼骨肉停留，断赤白带下。

草豆蔻调和脾胃，温燥寒湿，运行郁浊，推宕陈宿，亦与砂仁相仿，而性气颇烈，内郁稍重者宜之。

面包裹煨，研，去皮。（《玉楸药解·卷一·草部·草豆蔻》）

层青

层青 味酸，性寒，入足厥阴肝经。明目去翳，破积杀虫。

层青，治眼痛赤烂多泪，明目，磨癥化积，亦同空青。

层青色如波斯青黛，层层而出，故名。（《玉楸药解·卷三·金石部·层青》）

柴胡

柴胡 味苦，微寒，入足少阳胆经。清胆经之郁火，泻心家之烦热，行经于表里阴阳之间，奏效于寒热往来之会，上头目而止眩晕，下胸胁而消硬满，口苦咽干最效，眼红耳热甚灵。降胆胃之逆，升肝脾之陷，胃口痞痛之良剂，血室郁热之神丹。

◆《伤寒》小柴胡汤

柴胡半斤，半夏半升，甘草三两，黄芩三两，人参三两，大枣十二枚，生姜三两。

治少阳伤寒中风五六日，往来寒热，胸胁苦满，默默不欲饮食，心烦喜呕。以少阳之经，居表阳里阴之中，表阳内郁，则热来而寒往，里阴外乘，则热往而寒来。其经行于胸胁，循胃口而下，逆而上行，戊土被克，胆胃俱逆，土木壅遏，故饮食不纳，胸胁满而烦呕生。少阳顺降，则下温而上清，少阳逆升，则下寒而上热。热胜则传阳明，寒胜则传太阴，柴胡、黄芩，清泻半表，使不热胜而入阳明，参、甘、大枣，温补半里，使不寒胜而入太阴，生姜、半夏，降浊阴之冲逆，而止呕吐也。又治腹中急痛者。以胆胃逼迫，则生痞痛。参、甘、大枣、柴胡、黄芩，内补土虚而外疏木郁也。治妇人中风，经水适断，热入血室，寒热如疟，发作有时者。以经水适断，血室方虚，少阳经热，传于厥阴，而入血室。夜而血室热作，必神挠乱，谵妄不明。外有胸胁痞满，少阳经证。肝胆同气，柴、芩清少阳经中之热，亦即清厥阴血室之热也。

◆大柴胡汤

柴胡半斤，黄芩三两，半夏半升，生姜五两，大枣十二枚，芍药二两，枳实四两，大黄二两。

治少阳伤寒，汗出不解，心中痞硬，呕吐而下利者。以少阳半表阳旺，热胜而传阳明，汗愈泄而胃愈燥，故汗出不解。甲木侵迫，戊土被逼，胃气郁遏，水谷莫容，故吐利俱作。胃口壅塞，故心中痞硬。少阳证罢，便是阳明之承气证，此时痞硬呕利，正在阳明少阳经腑合病之秋。柴、芩、芍药，清少阳之经，枳实、大黄，泻阳明之腑，生姜、半夏，降浊气而止呕逆也。

◆《金匮》鳖甲煎丸方在鳖甲

用之治病疟一月不差，结为癥瘕。以疟邪亦居少阳之部，柴胡所以散少阳经气之痞塞也。

寒性闭塞而营性发散，伤寒则寒愈闭而营愈发，发而不通，遂裹束卫气而生表寒，迟则阳郁而后发热。风性疏泄而卫性收敛，中风则风愈泄而卫愈敛，敛而不启，遂遏逼营血而生里热，迟则阴郁而后恶寒。阳盛于三阳，阴盛于三阴，少阳之经，行于二阳三阴之中，半表半里之介。半里之阴乘于外，则闭藏而为寒，及其衰也，内郁之阳，又鼓发而为热，热来则寒往矣。半表之阳发于内，则蒸腾而为热，及其衰也，内郁之阴，又裹束而为寒，寒来则热往矣。阳明之不能热往而寒来者，阳盛于表也，太阴之不能寒往而热来者，阴盛于里也。足少阳以甲木而化相火，顺则下行而温水脏，相火下秘，故上清而下暖，逆而上行，出水腑而升火位，故下寒而上热。下寒则半里之阴内旺，所以胜表阳而为寒，上热则半表之阳外旺。所以胜里阴而为热。表阳里阴，各居其半，均势相争，胜负循环，则见寒热之往来。阴胜则入太阴之脏，但有纯寒而热不能来，阳胜则入阳明之腑，但有纯热而寒不能来。

入腑则吉，徐用承气，泻其内热而外无别虑，入脏则凶，急用四逆，温其里寒而未必万全，是以入脏为逆，入腑为顺。然入腑失下而亦有死者，究不如在经之更顺也。方其在经，阴阳搏战，胜负未分，以小柴胡双解表里，使表阳不至传腑，里阴不至传脏，经邪外发，汗出病退，此小柴胡之妙也。

足少阳经，自头走足，行身之侧，起于目之外眦，从耳下项，由胸循胁，绕胃口而下行，病则逆行，上克戊土而刑辛金。以甲木而克戊土，胃无下降之路，则气逆而作呕吐，以相火而刑辛金，肺无下降之路，则气逆而生咳嗽。辛金被贼，则痞塞于胸胁，戊土受虐，则胀满于腹胁，以其经气之结滞也。木气盛则击撞而痛生，火气盛则熏蒸而发热。凡自心胁胸肋而上，若缺盆颈项，若咽喉口齿，若辅颐腮颧，若耳目额角，一切两旁热痛之证，皆少阳经气之逆行也。少阳甲木，居于左而行于右，邪轻则但发于左，邪旺则并见于右。柴胡入少阳之经，清相火之烦蒸，疏木气之结塞，奏效最捷。无论内外感伤，凡有少阳经病，俱宜用之。缘少阳之性，逆行则壅迫而暴烈，顺行则松畅而和平，柴胡清泻而疏通之，经气冲和，则反逆为顺而下行也。

肝胆表里相通，乙木下陷而生热者，凡诸淋浊泄利之类，皆有殊功。以其轻清萧散，甚与肝胆之郁热相宜。热退郁消，自复升降之旧，故既降少阳之逆，亦升厥阴之陷。痔漏之证，因手少阳之陷，瘰疬之证，因足少阳之逆，并宜柴胡。（《长沙药解·卷二·柴胡》）

蝉蜕

蝉蜕 味辛，气平，入手太阴肺经。发表驱风，退翳消肿。

蝉蜕，轻浮发散，专治皮毛，退翳膜，消肿毒。治大人失音，小儿夜啼，取其昼鸣夜息之意。

庸工以治大人头风眩晕，小儿痘疮瘙塌，则不通矣。眩晕不缘风邪，瘙塌全因卫陷，此岂蝉蜕所能治也！又治惊痫喉风，亦殊未然。（《玉楸药解·卷六·鳞介鱼虫部·蝉蜕》）

蟾蜍

蟾酥 味辛，微温，入手太阴肺、足少阴肾经。涩精助阳，败毒消肿。

蟾酥研，涂磨颠顶，治精滑梦遗，磨点疮头，治疗毒痈肿，摩腰暖肾，揩牙止痛。

辛烈殊常，入钵擂研，气冲鼻孔，喷嚏不止，沾唇麻辣，何能当者。外科家因作小丸服，甚非良善之法也。(《玉楸药解·卷六·鳞介鱼虫部·蟾酥》)

菖蒲

菖蒲 味辛，气平入手少阴心经。开心益智，下气行郁。

菖蒲，辛烈疏通，开隧窍瘀阻，除神志迷塞，消心下伏梁，逐经络湿痹，治耳目瞆聋，疗心腹疼痛。止崩漏带下，胎动半产，散痈疽肿痛，疥癣痔瘘。

生石中者佳。四川道地，莱阳出者亦可用。(《玉楸药解·卷一·草部·菖蒲》)

常山

常山 味苦，性寒，入手太阴肺、足阳明胃经。吐痰泻水，消胀除瘿。

常山，苦寒迅利，排决痰饮，能吐能下。庸工以治痰疟，有无痰不疟之说，陋矣。

常山即蜀漆根，生用多服，则作呕吐。(《玉楸药解·卷一·草部·常山》)

赤石脂

赤石脂 味甘、酸、辛，性涩，入手少阴心、足太阴脾、手阳明大肠经。敛肠胃而断泄利，护心主而止痛楚。

赤石脂酸收涩固，敛肠住泄，护心止痛，补血生肌，除崩收带，是其所长。最收湿气，燥脾土，治停痰吐水之病。更行瘀涩，破凝滞，有催生下衣之能。兼医痈疽、痔瘘、反胃、脱肛之证。

◆《伤寒》桃花汤

干姜三两，粳米一升，赤石脂一斤，用一半研末。水七升，煮米熟。去渣，温服七合，入赤石脂末方寸匕。

治少阴病，腹痛下利，小便不利，便脓血者。以水土湿寒，脾陷肝郁，二气逼迫。而腹为之痛。木愈郁而愈泄，水道不通，则谷道不敛，膏血脱陷，凝瘀腐败，风木摧剥，而下脓血。粳米补土而泻湿，干姜温中而驱寒，石脂敛肠而固脱也。

◆赤石脂禹余粮汤

赤石脂一斤，禹余粮一斤。

治伤寒下利不止，利在下焦，服理中汤，利益甚者。己土湿陷，庚金不敛，则为泄利。而己土湿陷之利，其病在中，理中可愈，庚金不敛之利，其病在下，理中不能愈。石脂、余粮，涩滑而断泄利也。

◆乌头赤石脂丸 方在乌头

用之治心痛彻背，以其保官城而护心君也。（《长沙药解·卷一·赤石脂》）

赤硝 ————————————————●

赤硝 味咸、苦，入足厥阴肝、足太阳膀胱经。软坚破积，化癥消瘰。

赤硝，即朴硝之赤者，凡斥卤之地，咸水之旁，咸气浸淫，土上生霜，有白、有赤、有黄。《本草》所谓清白者佳，黄者伤人，赤者杀人，性烈故也。其清热软坚，消块化积，亦同诸硝，而迅利过之。

◆《金匮》**鳖甲煎丸**方在鳖甲

用之治久疟结为癥瘕，以其破瘀而消癥也。（《长沙药解·卷四·赤硝》）

赤小豆 ●

赤小豆 味甘，入手太阳小肠、足太阳膀胱经。利水而泻湿热，止血而消痈肿。

赤小豆，利水泻湿，行郁退热，安胎下乳，善治一切痈肿，及诸下血之病。

浸令毛出，曝干用。

◆《金匮》**赤小豆当归散**

赤小豆三升，当归十两。为散，浆水服方寸匕，日三服。

治狐惑脓成，脉数心烦，默默欲卧，目赤眦青，汗出能食。以湿旺木郁，郁而生热，湿热淫蒸，肉腐脓化。赤小豆利水而泻湿热，当归养血而排脓秽也。又治先血后便者。以土湿木遏，郁而生风，疏泄不藏，以致便血。其下在大便之先者，是缘肝血之陷漏，其来近也。赤小豆利水而泻湿热，当归养血而清风木也。

◆《伤寒》**瓜蒂散**方在瓜蒂

用之，治胸有寒瘕，心中痞硬，气冲咽喉，以其涤胸中之湿淫也。

◆**麻黄连翘赤小豆汤**方在连翘

用之，治太阴病，瘀热在里，身必发黄，以其泻经络之湿邪也。（《长沙药解·卷四·赤小豆》）

楮实子

楮实子 味甘，气平，入足少阴肾、足太阳膀胱、足厥阴肝经。起痿助阳，利水消肿。

楮实子，温暖肝肾，补益虚劳，壮筋骨，强腰膝，治阳事痿弱，水气胀满，明目去翳，充肤悦颜，疗喉痹金疮，俱效。（《玉楸药解·卷二·木部·楮实子》）

川楝子

楝子 味苦，性寒，入足厥阴肝经。泻火除狂，利水止痛。

苦楝子，清肝泻热，利水杀虫，治瘟疫伤寒，烦躁狂乱，止腹痛溺癃，癫病痔瘘，大便下血。

亦名金铃子。（《玉楸药解·卷二·木部·楝子》）

川芎

芎䓖 味辛，微温，入足厥阴肝经。行经脉之闭涩，达风木之抑郁，止痛切而断泄利，散滞气而破瘀血。

芎䓖，辛烈升发，善达肝郁，行结滞而破瘀涩，止疼痛而收疏泄，肝气郁陷者宜之。其诸主治，痈疽发背、瘰疬瘿瘤、痔漏疥疠诸疮皆医，口鼻、牙齿、便溺诸血皆止。

◆**《金匮》白术散**方在白术
用之养妊娠胎气，心中痛者，倍加芎䓖。

◆**当归芍药散**方在当归

用之治妊娠腹中疼痛。

◆**胶艾汤**方在阿胶

用之治妊娠胞阻，漏血腹痛。

◆**奔豚汤**方在李根白皮

用之治奔豚，气冲腹痛。以风木郁冲，则气阻而痛作，芍药疏木而达郁，散滞气而止疼痛也。

◆**温经汤**方在茱萸

用之治妇人带下，瘀血在腹，腹满里急，下利不止。以其风木郁陷，劳则血瘀而利生，芍药疏木达郁，破瘀血而止泄利也。

◆**酸枣仁汤**方在酸枣

用之治虚劳虚烦不眠。

◆**薯蓣丸**方在薯蓣

用之治虚劳，风气百疾。

◆**当归散**方在当归

用之治妇人妊娠诸病，皆以其疏木而达郁也。（《长沙药解·卷二·芍药》）

穿山甲

鲮甲　味辛、咸，气平，入足阳明胃、足厥阴肝经。穿经透络，洞骨达筋。

鲮甲，善穿通走窜，透坚破结，开经络关节痹塞不通，通经脉，下乳汁，透筋骨，逐风湿，止疼痛，除麻痹，消肿毒，排脓血，疗痈疽痔瘘，瘰疬疥癣，奶吹乳岩，阴瘘便毒，聤耳火眼，蚁瘘鼠疮。至于瘫痪㖞斜，缓急拘挛，未必能也。而引达木荣筋之药，斩关深入，直透拳曲拘挛之处，则莫过于此。病在上下左右，依其方位，取甲炒焦，研细用。

亦名穿山甲。(《玉楸药解·卷六·鳞介鱼虫部·鲮甲》)

椵根白皮 ———————————————————●

甘李根白皮 味涩，性寒，入足厥阴肝经。下肝气之奔冲，清风木之郁热。

甘李根白皮，甘寒敛涩，善下厥阴冲气，故治奔豚。其诸主治，止消渴。除烦逆，断痢疾，收带下。

◆《金匮》奔豚汤

甘草二两，半夏四两，生姜四两，生葛五两，黄芩三两，芎藭二两，当归二两，芍药二两，甘李根白皮一斤。

治奔豚气，上冲胸，腹痛，往来寒热。以阳亡脾败，陷遏乙木，木气郁发，冲于脐腹胸膈，则生疼痛，而兼寒热。缘乙木上冲，胃胆俱逆，少阳郁迫，内与阴争，胜负迭见，故寒热往来。厥阴风木之气，风动血耗，温郁为热。甘草补土缓中，生姜、半夏，降甲戊之上逆，黄芩、生葛，清胆胃之郁热，芎藭、芍药，疏木而润风燥，甘李根白皮清肝而下冲气也。(《长沙药解·卷二·甘李根白皮》)

葱白

葱白 味辛，气温，入手太阴肺经。回脏腑之利泄，起经脉之尪减，发达皮毛，宣扬郁遏。

葱白辛温发散，升陷达郁，行经发表，厥有功焉。其诸主治，下乳汁，散乳痛，消肿痛，止麻痹，疗下血，熨便癃，通淋涩，调泄利。

◆《伤寒》白通汤

葱白四茎，干姜一两，生附子一枚。

治少阴病，下利。以寒水侮土，清气下陷，而为泄利，姜、附温水土之寒，葱白升清气之陷也。

◆通脉四逆汤方在甘草

治少阴病，下利脉微，面色赤者，加葱九茎。以阳郁不能外达，故面赤，加葱白以宣阳气之郁也。

◆《金匮》旋覆花汤方在旋覆花

治妇人脉体尪减，用之以通经气之郁涩也。(《长沙药解·卷三·葱白》)

醋

苦酒 味酸、苦，性涩，入足厥阴肝经。理咽喉而消肿痛，泻风木而破凝郁。

苦酒酸苦收涩，善泻乙木而敛风燥，破瘀结而消肿痛。其诸主治，破瘀血，化癥瘕，除痰涎，消痈肿，止心痛，平口疮，敷舌肿，涂鼻衄。

◆**《伤寒》苦酒汤**

鸡子一枚，去黄，半夏十四枚，苦酒浸。内鸡子壳中，火上三沸，去滓，少少含咽之。不差，更作。

治少阴病，咽中生疮，声不出者。以少阴之经，癸水与丁火同宫，彼此交济，病则水下流而生寒，火上炎而生热。手少阴之经挟咽，是以生疮。金被火刑，故声不出。苦酒破瘀而消肿，半夏降逆而驱浊，鸡子白清肺而发声也。

◆**猪胆汁方**方在猪胆
用之治津亡便硬，以其敛津液而润燥也。

◆**乌梅丸**方在乌梅
用之治消渴吐蛔，以其敛风木而泻肝也。

◆**《金匮》芪芍桂酒汤**方在黄芪
用之治黄汗身肿，以其行营瘀而泻热也。（《长沙药解·卷二·苦酒》）

大豆黄卷

豆黄卷　味甘，气平。利水泻湿，达木舒筋。

大豆黄卷，专泻水湿，善达木郁，通腠理而逐湿痹，行经脉而破血癥，疗水郁腹胀之病，治筋挛膝痛之疾。黑大豆长于利水而行血，及其芽生而为黄卷，更能破瘀而舒筋，以其发舒通达，秉之天性也。黑豆芽生五寸，干之为黄卷。

◆**《金匮》薯蓣丸**方在薯蓣
用之，以其泻湿而疏木也。（《长沙药解·卷二·豆黄卷》）

大枫子

大风子 味苦，微热，入足厥阴肝经。搽疥疬，涂杨梅。

大风子，辛热发散，治风癣、疥疬、杨梅之证。取油涂抹。

研烂，器收，汤煮，密封，煎黑如膏，名大枫子油。(《玉楸药解·卷二·木部·大风子》)

大腹皮

大腹皮 专治皮肤肿胀，亦甚不宜虚家。肿胀有根本，皮肤是肿胀之处所，非肿胀之根本也。庸工不知根本，但于皮肤求之，非徒无益，而又害之。(《玉楸药解·卷二·木部·大腹子》)

大腹子

大腹子 味辛、苦，性涩，气温，入足太阴脾、足阳明胃经。下气宽胸，行郁散浊。

大腹子即槟榔之别产而大腹者，性既相同，效亦不殊。(《玉楸药解·卷二·木部·大腹子》)

大黄

大黄 味苦，性寒，入足阳明胃、足太阴脾、足厥阴肝经。泻热行瘀，决壅开塞，下阳明之燥结，除太阴之湿蒸，通经脉而破癥瘕，消痈疽而排脓血。

大黄，苦寒迅利，泻热开瘀，决壅塞而通结闭，扫腐败而荡郁陈。一切宿食留饮，老血积痰，得之即下，心痞腹胀，胃结肠阻，饮之即通，湿热瘀蒸，非此不除，关窍梗塞，非此不开。荡涤肠胃之力，莫与为比，下痢家之停滞甚捷。

酒浸用。

◆《伤寒》大承气汤

大黄四两，芒硝三两，枳实五枚，厚朴半斤。

治阳明病，胃热便难。以表病失解，郁其胃阳。阳莫盛于阳明，阳明戊土，从燥金化气，阳旺土燥，肠窍结涩，腑热莫宣，故谵语潮热，手足汗流。胃气壅遏，不得下泄，故脐腹满痛。大黄、芒硝，破结而泻热，厚朴、枳实，降逆而消滞也。

◆小承气汤

大黄四两，厚朴二两，枳实三枚。

治阳明病，腑热方作。大黄泻其燥热，朴、枳开其郁滞也。

◆大陷胸汤

大黄六两，芒硝一斤，甘遂一钱。水六升，煮大黄，取二升，去渣，入芒硝，煎化，入甘遂末，分服。

治太阳中风，下早而为结胸。以腑热未实，下之太早，伤其中气。戊土不降，里阴上逆，皮毛未泄，表阳亦陷，阴阳拒隔，结于胸中。寒热逼蒸，化生水气，硬满疼痛，烦躁懊侬。硝、黄泻其郁热，甘遂排其水饮也。

◆大陷胸丸

大黄半斤，芒硝半斤，葶苈半斤，杏仁半升。共末之，入芒硝，研如脂，丸如弹子大，取一枚，甘遂末一钱，白蜜二合，水二升，煮一升，温顿服之。

一宿乃下。不下更服。

治结胸项强，状如柔痉。以湿热熏冲，上连颈项。大黄、芒硝，破结而泻热，杏仁、葶苈、甘遂，降逆而泻水也。

◆大黄黄连泻心汤

大黄二两，黄连一两，麻沸汤一升渍之，去渣。分温服。

治伤寒下后复汗，心下痞硬。以汗下伤其中气，阳亡土败，胃气上逆，阻碍胆经降路，结于心下，痞塞硬满。相火既隔，君火亦升，大黄泻戊土而清热，黄连泻心火而除烦也。

◆桂枝加大黄汤

桂枝三两，甘草二两，生姜三两，大枣十二枚，芍药六两，大黄一两。

治太阳病，医反下之，因而腹满实痛，属太阴者。以太阳表病，误下而伤脾气，脾陷木遏，郁生风热，侵克己土，胀满而成实痛。桂枝和中而解表，芍药滋乙木而清风，大黄泻己土而消满也。

◆《金匮》大黄硝石汤

大黄、硝石、黄柏各四两，栀子十五枚。水煎，顿服。

治黄疸腹满，自汗，小便不利而赤。以黄家湿淫经络，皮毛莫启，是以发黄。今汗孔外泄，水道里郁，表和里实，湿不在经络而在脏腑。法当用下，大黄、黄柏，泻其瘀热，硝石、栀子，清其湿热也。

◆苓甘五味姜辛半杏加大黄汤

茯苓四两，甘草三两，五味半升，干姜三两，细辛三两，半夏半升，杏仁半升，大黄三两。

治痰饮，水去呕止，肿消痹愈，而面热如醉者。痰饮服半夏而水去，服杏仁而肿消，若面热如醉，是胃热逆冲，上熏其面。缘足之三阳，自头走足，阳明行身之前，自面而下，加大黄以泻阳明之热也。

◆大黄附子汤

大黄三两，细辛二两，附子三枚（炮用）。

治胁下偏痛，发热，其脉紧弦。以脾土寒湿，郁其肝气，风木抑遏，故胁痛而发热，脉弦而且紧。宜以温药下其结寒，辛、附温寒而破瘀，大黄下积而开结也。

◆大黄甘草汤

大黄一两，甘草一两。

治食已即吐者。以土弱胃逆，浊气痞塞，郁生上热，故水谷不下。大黄破其痞塞，甘草培土补中，缓其下行之急也。

◆《伤寒》抵当汤

大黄三两，桃仁、水蛭、虻虫各三十枚。水煎，分三服。

治伤寒六七日后，表证犹在，脉微而沉，热在下焦，其人发狂，小腹硬满，小便自利者。以表病失解，经热莫达，内传膀胱之腑，血室瘀蒸，是以发狂。宜先解其表寒而后下其瘀血，桃、蛭、虻虫，破其瘀血，大黄泻其郁蒸也。

◆《金匮》大黄䗪虫丸

大黄十分，甘草三两，杏仁一升，芍药四两，干地黄十两，桃仁一升，干漆一两，虻虫一升，水蛭百枚，蛴螬半升，䗪虫半升，黄芩三两。蜜丸，小豆大，酒饮服五丸，日三服。

治五劳七伤。羸瘦腹满，内有干血，肌肤甲错。两目黯黑。以中气劳伤，己土湿陷，风木抑遏，贼伤脾气。脾气堙郁，不能腐热水谷，化生肌肉，故羸瘦而腹满。肝藏血而窍于目，肝气抑遏，营血瘀涩，无以荣华皮腠，故肌肤甲错而两目黯黑。甘草培土而缓中，杏仁行滞而泻满，桃仁、干漆、虻虫、水蛭、蛴螬、䗪虫，破郁而消癥，芍药、地黄，清风木而滋营血，黄芩、大黄，泻相火而下结块也。

◆下瘀血汤

大黄三两。桃仁二十枚，䗪虫二十枚。炼蜜为四丸，酒一升，煮一丸。取八合，顿服之。瘀血下如豚肝。亦主经水不利。

治产后腹痛，中有瘀血，着于脐下者。以瘀血在腹，木郁为痛。桃仁、䗪虫，破其瘀血，大黄下其癥块也。

◆大黄甘遂汤

大黄二两，甘遂二两，阿胶二两。煮一升，顿服之。其血当下。

治产后水与血结在血室，小腹胀满，小便微难而不渴者。以水寒湿旺，乙木抑遏，水瘀血结，不得通达，故腹胀满，便难而不渴。阿胶清风而润木，大黄、甘遂，下瘀血而行积水也。

◆大黄牡丹皮汤

大黄四两，芒硝四合，瓜子半升，桃仁五十枚，牡丹皮一两。煎一升，入芒硝，煎化，顿服之。有脓当下，无脓下血。

治肠痈，少腹肿痞，按之痛如淋，小便调，自汗出，时时发热，复恶寒，脓已成，其脉洪数者。以湿寒隔碍，气血不行，壅肿而为痈疽。营卫瘀遏，外寒内热，郁热淫蒸，故肉腐为脓。脓之未成，气血壅塞，则脉见迟紧，脓成结消，气血通达，故见洪数。未脓可下，脓成宜排。丹皮、桃仁、瓜子，排决其脓血，大黄、芒硝，寒泻其燔蒸也。(《长沙药解·卷一·大黄》)

大茴香

大茴香 味辛，微温，入足阳明胃、足少阴肾经。降气止呕，温胃下食，暖腰膝，消癀疝。

茴香，性温下达，治水土湿寒、腰痛、脚气、固瘕、寒疝之证。(《玉楸药解·卷一·草部·大茴香》)

大戟

大戟 味苦，性寒，入足太阳膀胱经。泻水饮之停留，通经脉之瘀涩。

大戟，破气泻水，兼化老血癥瘀，通经脉结闭，散颈腋痈肿，洗脚气肿痛之病，胥有捷效。

◆《金匮》十枣汤 方在大枣

用之治心胁痞痛，下利呕逆者，治悬饮内痛，脉沉而弦者，以其破结而驱饮也。(《长沙药解·卷四·大戟》)

大蓟

大蓟 味苦，微温，入足厥阴肝经。回失红，行瘀血。

大蓟，亦行瘀血而敛新血，吐衄、崩漏、痈疽、跌打，及肠痈、血积、金疮、蛊毒、虫毒俱治。

附：小蓟

小蓟，性同，而力犹薄，不能疗痈消肿，但破血耳。(《玉楸药解·卷一·草部·大蓟》)

大麦

大麦 味甘、酸，性滑，入足阳明胃、手太阴肺经。利水消疸，止渴生津。

◆《金匮》硝矾散**方在硝石**

用之治女黑疸，以其利水而泻湿也。

◆白术散**方在白术**

用之治妊娠作渴，以其润肺而生津也。

◆大麦粥

利水泻湿，生津滑燥，化谷消胀，下气宽胸，消中有补者也。(《长沙药解·卷一·大麦》)

大青叶

大青 味苦，大寒，入足厥阴肝、足少阳胆经。清风退火，泻热除蒸，治瘟疫斑疹，黄疸痢疾，喉痹口疮。捣敷肿毒。

附：小青

小青，同性。(《玉楸药解·卷一·草部·大青》)

大枣

大枣 味甘、微苦、微辛、微酸、微咸，气香，入足太阴脾、足阳明胃经。补太阴己土之精，化阳明戊土之气，生津润肺而除燥，养血滋肝而息风，疗脾胃衰损，调经脉虚芤。

◆《金匮》十枣汤

甘遂、芫花、大戟等分为散，大枣十枚，煎服一钱匕。

治中风表解，内有水气，下利呕逆，头痛，心下痞硬满，引胁下痛，汗出不恶寒者。以土败不能制水，水邪泛滥，中气郁阻，肝脾下陷而为泄利，胆胃上逆而作呕吐。戊土迫于甲木，是以心痞胁痛。相火升而卫泄，是以汗出。表证既解，故不恶寒。芫、遂、大戟，决其积水，大枣保其脾精也。

◆《伤寒》苓桂甘枣汤 方在茯苓

用之治伤寒汗后，脐下悸动，欲作奔豚。以汗泻肝脾精气。木枯风动，郁勃冲击，土败而风木升腾，是为奔豚，大枣补脾精而滋风木也。

◆《金匮》甘麦大枣汤 方在小麦

用之治妇人脏躁，悲伤欲哭，以木枯风盛，肺津被耗，大枣补脾精而润风燥也。

◆《伤寒》小柴胡汤 方在柴胡

治少阳伤寒，胁下痞硬者，去大枣，加牡蛎，咳者，去人参、大枣、生姜，加五味、干姜。

◆《金匮》黄芪建中汤 方在胶饴

治虚劳里急，诸不足，腹满者，去大枣，加茯苓一两，以其补而不行，益滞而助壅也。

木宜直升，曲则作酸，金宜从降，革则作辛，水宜上行，润下则咸，火宜下济，炎上则苦。酸则木病，故宜辛散，辛则金病，故宜酸收，咸则水病，故宜苦温，苦则心病，故宜咸寒。金木不遂其性则病生，水火各遂其性则病作，治宜对宫之味，所以反逆而为顺也。土居四象之中，得五味之和，五气之正，不酸、不辛、不苦、不咸，其味曰甘，不腥、不臊、不焦、不腐，其气曰香。味为阴而气为阳，阳性动而阴性静，以其味甘，则阴静而降，以其气香，则阳动而升。升则己土左旋而水木不陷，降则戊土右转而火金不逆。四象之病而生四味者，土气之弱也。

大枣纯和凝重，具土德之全，气味甘香，直走中宫，而入脾胃，其甘宜胃，其香宜脾。而香甘之外，则四象之味俱备，其辛宜肝，其酸宜肺，其苦宜肾，其咸宜心。补中宫而养诸子。既左右之咸宜，亦四达而不悖，真天下之佳果，人间之良药。

其味浓而质厚，则长于补血而短于补气。人参之补土，补气以生血也，大枣之补土，补血以化气也，是以偏入己土，补脾精而养肝血。凡内伤肝脾之病，土虚木燥，风动血耗者。非此不可，而尤宜于外感发表之际。

盖汗血一也。肺主卫气而司皮毛，肝主营血而司经络。营行脉中，为卫之根，卫行脉外，为营之叶，非卫则营不生，非营则卫不化。酝于卫而藏于营，则为血，酿于营而泄于卫，则为汗，虽异名而实同出，故曰夺汗者勿血，夺血者勿汗。太阳中风，卫气外敛，营郁而生内热。义详桂枝、麻黄。

◆桂枝汤方在桂枝

开经络而泻营郁，不以大枣补其营阴，则汗出血亡，外感去而内伤来矣，故仲景于中风桂枝诸方皆用之，补泻并行之法也。十枣汤、葶苈大枣数方，悉是此意。惟伤寒营闭卫郁，义在泻卫，不在泻营，故麻黄汤方在麻黄不用也。其甘多而香少，则动少而静多，与姜桂同用，调其凝重之气，使之游溢于脏腑，洒陈于经络。以精专之体，改而为流利之性，此先圣之化裁也。

桂枝为内外感伤之原，遇沉、迟、结、代之脉，一变而为新加，再变而为炙甘草方在甘草，总不离桂枝之法。而当归四逆方在当归治厥阴脉微欲绝，则倍用大枣以滋肝血方用大枣二十五枚，扩桂枝之义以宏大枣之功，而大枣之能事始尽。其伟绩殊效，备见于仲景诸方矣。

新制大枣法：选坚实肥大者，煮去苦水，换水煮烂，去皮核，净肉半斤，加生姜汁八两，入原汤煮化，连汁晒干。(《长沙药解·卷一·大枣》)

代赭石

代赭石 味苦，气平，入足阳明胃经。降戊土而除哕噫，镇辛金而清烦热。

代赭，重坠之性，驱浊下冲，降摄肺胃之逆气，除哕噫而泄郁烦，止反胃呕吐，疗惊悸哮喘，兼治吐衄、崩漏、痔瘘、泄利之病。

煅红醋淬。研细绵裹，入药煎。

松软者佳，坚硬者无用。

肝脾下陷者忌之。

◆**《伤寒》旋覆花代赭石汤**方在旋覆花

用之治伤寒汗吐下后，心下痞硬，噫气不除者，以其降胃而下浊气也。

◆**滑石代赭汤**方在滑石

用之治百合病，下之后者，以其降肺而清郁火也。(《长沙药解·卷一·代赭石》)

丹参

丹参 味甘。气平，入足厥阴肝经。行血破瘀，通经止痛。癥瘕崩漏兼医，磨坚破滞，行瘀血，调经安胎，一切痈疽、痂癞、瘿瘤、疥癣皆良。《本草》谓其破宿血，生新血，落死胎，疏通血脉，治脚膝痿痹。走及奔马，行血

之良品也。(《玉楸药解·卷一·草部·丹参》)

胆矾 ———————————————————————————●

胆矾 味酸，性寒，入手太阴肺经。降逆止嗽，消肿化积。

胆矾，酸涩燥收，能克化癥结，消散肿毒，治齿痛牙疳，喉痹牙虫，鼻内阴蚀，脚疽痔瘘，杨梅，金疮，白癜，一切肿痛，疗带下崩中，治上气眼疼弦烂，疯狗咬伤，百虫入耳，腋下狐臭，吐风痰最捷。(《玉楸药解·卷三·金石部·胆矾》)

淡竹叶 ————————————————————————●

淡竹叶 味甘，微寒，入足太阳膀胱经。利水去湿，泻热除烦。

淡竹叶，甘寒渗利，疏通小便，清泻膀胱湿热。(《玉楸药解·卷二·木部·淡竹叶》)

当归 ———————————————————————————●

当归 味苦、辛，微温，入足厥阴肝经，养血滋肝，清风润木，起经脉之细微，回肢节之逆冷，缓里急而安腹痛，调产后而保胎前，能通妊娠之小便，善滑产妇之大肠，奔豚须用，吐蛔宜加，寒疝甚良，温经最效。

当归滋润滑泽，最能息风而养血，而辛温之性，又与木气相宜，酸则郁而辛则达，寒则凝而温则畅，自然之理也。血畅而脉充，故可以回逆冷而起细微。木达而土苏，故可以缓急痛而安胎产。诸凡木郁风动之证，无不宜之。但颇助土湿，败脾胃而滑大便，故仲景用之，多土木兼医。但知助阴而不知伐阳，此后世庸工所以大误苍生也。

◆《伤寒》当归四逆汤

当归三两，芍药三两。细辛二两，通草三两，甘草二两，大枣二十五枚。

治厥阴伤寒，手足厥冷，脉细欲绝。以肝司营血，而流于经络，通于肢节，厥阴之温气亏败，营血寒涩，不能充经络而暖肢节。甘草、大枣，补脾精以荣肝，当归、芍药，养营血而复脉，桂、辛、通草，温行经络之寒涩也。

◆《金匮》当归生姜羊肉汤

当归三两，生姜五两，羊肉一斤。

治寒疝腹痛，胁痛里急，及产后腹痛。以水寒木郁，侵克己土。当归补血而荣木，生姜、羊肉，行滞而温寒也。

◆当归芍药散

当归三两，芍药一斤，芎䓖三两，白术四两，茯苓四两，泽泻半斤。

治妇人妊娠杂病诸腹痛，以脾湿肝郁，风木贼土。归、芎、芍药，疏木而清风燥，苓、泽、白术，泻湿而补脾土也。

◆当归贝母苦参丸

当归四两，贝母四两，苦参四两。

治妊娠小便难，饮食如故。以膀胱之水，生于肺金而泻于肝木，金木双郁。水道不利。当归滋风木之郁燥，贝母、苦参，清金利水而泻湿热也。

◆当归散

当归一斤，芍药、芎䓖一斤，黄芩一斤，白术半斤。为散，酒服方寸匕。

治胎产诸病。以胎前产后诸病，土湿木郁，而生风燥。芎、归、芍、芩，滋风木而清热，白术燥湿土而补中也。

火为阳而水为阴，水中之气，是为阳根。阳根左升，生乙木而化丁火，火降而阳清，则神发焉。神旺于火，而究其本原，实胎于木，阳气全升则神旺。木处阳升之半，神之初胎，灵机方肇，是谓之魂，魂藏于肝而舍于血。肝以厥阴风木，生于癸水，癸水温升，而化血脉。血者，木之精液，而魂之体魄也。

风静血调，枝干荣滋，则木达而魂安。温气亏乏，根本失养，郁怒而生风燥，精液损耗，本既摇落，体魄伤毁，魂亦飘扬，此肝病所由来也。于是肢寒脉细，腹痛里急，便艰尿涩，经闭血脱，奔豚、吐蛔、寒疝之类，由此生焉。悉当养血，以清风燥。(《长沙药解·卷二·当归》)

灯心草 ——————————————————————————●

灯心草 味淡，气平，入足少阴肾经。利水通淋，泻湿开癃。

灯心草，利水渗湿，通小便淋涩。烧灰吹喉，散止鼻衄，并治破伤血流之证。(《玉楸药解·卷一·草部·灯心草》)

地肤子 ——————————————————————————●

地肤子 味苦，微寒，入足太阳膀胱经。利水泻湿，清热止淋。

地肤子，清利膀胱湿热，治小便淋涩，疗头目肿痛、狐疝阴癫、腰疼胁痛、血痢恶疮、阳痿诸证。

苗、叶利水亦捷。(《玉楸药解·卷一·草部·地肤子》)

地骨皮

根名地骨皮，清肝泻热，凉骨除蒸，止吐血齿衄，金疮血漏，止热消渴。（《玉楸药解·卷二·木部·枸杞子》）

地黄

地黄　味甘、微苦，入足太阴脾、足厥阴肝经。凉血滋肝，清风润木，疗厥阴之消渴，调经脉之结代。滋风木而断疏泄，血脱甚良，泽燥金而开约闭，便坚亦效。

地黄，滋润寒凉，最滑大便，火旺土燥者宜之。伤寒阳明病，腑燥便结，多服地黄浓汁，滋胃滑肠，胜用承气。鲜者尤捷，故百合地黄汤以之泻脏腑瘀浊，其力几同大黄。温疫、疹病之家。营郁内热，大用生地，壮其里阴，继以表药发之，使血热外达，皮肤斑生，亦为要物。血热不得透泄，以致经络郁热，而生痂癞，是为癞风，用生地于表散之中，清经热以达皮毛，亦为良品。水旺土湿者，切不可服！

凡人木病则燥，土病则湿，而木之病燥，究因土湿。滋木之燥，势必益土之湿，土湿愈增，则木燥愈甚，木益枯而土益败，则人死矣。地黄甚益于风木，甚不宜于湿土。阳旺土燥则不病，病者皆阴旺而土湿者也。

外感阳明之中，燥湿相半，三阴全是湿寒。内伤杂病，水寒土湿者，十之八九，土木俱燥者，不多见也。脾约之人，大便结燥，粪若羊矢，反胃噎膈，皆有此证，是胃湿而肠燥，非真燥证也。衄家，惟阳明伤寒，卫郁莫泄，逆循上窍，冲逼营血，以致鼻流，于表汗之中，加生地凉营之味，使之顺达皮毛，乃为相宜。至于内伤吐衄，悉缘土湿，更非燥证，以及种种外热烦蒸，无非土湿阳飞，火奔水泛，久服地黄，无有不死！

盖丁癸同宫，戊己并行，人之衰也，火渐消而水渐长，燥日减而湿日增，阳不胜阴，自然之理。阳旺则壮，阴旺则病，阳纯则仙，阴纯则鬼，抑阴扶阳，不易之道。但至理幽玄，非上智不解，后世庸工，以下愚之资，而谈上智之业，无知妄作，遂开补阴滋水之派。群儿冒昧，翕习成风，著作流传，遍于寰海。使抱病之家，死于地黄者十九，念之可为痛心也！

晒干，生用。仲景方中生地，是用鲜者取汁。熟地之制，庸工妄作，不足用也。

◆《金匮》肾气丸

干地黄八两，山茱萸四两，薯蓣四两，茯苓三两，泽泻三两，牡丹皮三两，桂枝一两，附子一两。

治虚劳腰痛，小腹拘急，小便不利，及妇人转胞，不得小便，及短气有微饮，及男子消渴，小便反多。以木主疏泄，水寒土湿，乙木郁陷，不能上达，故腰痛而腹急。疏泄之令不行，故小便不利。土木郁塞，下无透窍，故胞系壅阻而转移。水饮停留，上无降路，故气道格碍而短促。木以疏泄为性，郁而莫泄，激怒而生风燥，津液伤耗，则病消渴。风木之性，泄而不藏，风盛而土湿，不能遏闭，泄之太过，故小便反多。久而精溺注倾，津液无余，则枯槁而死。燥在乙木，湿在己土，而寒在癸水。乙木之燥，病之标也，癸水之寒，病之本也，是当温补肾气，以拔病本。附子补肾气之寒，薯、黄敛肾精之泄，苓、泽渗己土之湿，地黄润乙木之燥，桂枝达肝气之郁，丹皮行肝血之滞。

盖木愈郁而风愈旺，风旺而疏泄之性愈烈，泄之不通，则小便不利，泄而失藏，则小便反多，标异而本同，总缘于土湿而水寒，生意之弗遂也。水温土燥，郁散风清，则木气发达，通塞适中，而小便调矣。

肾气者，坎中之阳，《难经》所谓肾间动气，生气之根，呼吸之门也。方以肾气为名，则君附子而不君地黄。地黄者，淮阴之兵，多多益善，而究非主将也。

仲景于地黄，无作君之方，无特加之法。肾气丸用之治消渴淋隆，君附子以温肾气，地黄滋风木之枯燥也。

◆**薯蓣丸**方在薯蓣

用之治虚劳风气，君薯蓣以敛肾精，地、胶、归、芍，清风木之疏泄也。

◆**《伤寒》炙甘草汤**方在甘草

用之治经脉结代，君甘草以补中气，地、胶、麻仁，滋经脉之燥涩也。

◆**大黄䗪虫丸**方在大黄

用之治劳伤干血，君大黄、䗪虫以破积，地黄、芍药，润经脉之枯燥也。

◆**黄土汤**方在黄土

用之治便后下血，君黄土以收血脱，地黄、阿胶，清风木之疏泄也。

◆**胶艾汤**方在阿胶

用之治胎阻下血，君胶、艾以回血漏，地黄、归、芍，清风木之疏泄也。

◆**百合地黄汤**方在百合

用之治百合初病，君百合以清肺热，地黄泄脏腑之瘀浊也。（《长沙药解·卷二·地黄》）

地榆

地榆 味苦，气寒，入足厥阴肝经。泻热清肝，凉营止血。苦寒沉降，止吐衄、便溺、崩漏、金疮、诸血。但大凡失血证，内寒者多而热者少，庸工以治下焦血病，最不通。（《玉楸药解·卷一·草部·地榆》）

丁香

丁香　味辛，气温，入足太阴脾、足阳明胃经。温燥脾胃，驱逐胀满，治心腹疼痛，除腰腿湿寒，最止呕哕，善回滑溏，杀虫解蛊，化块磨坚，起丈夫阳弱，愈女子阴冷。

丁香，辛烈温燥，驱寒泻湿，暖中扶土。降逆升陷，善治反胃肠滑、寒结腹痛之证。

用母丁香。雄者为鸡舌香。（《玉楸药解·卷二·木部·丁香》）

冬瓜

冬瓜　味酸、甘，微寒，入手太阴肺、足太阳膀胱经。清金止渴，利水消胀。

冬瓜，清金利水，治消渴水胀，泄痢淋涩，痈疽痔瘘皆医，解食中毒，洗头面黯鼾。

冬瓜去皮，切片，酒水煮烂，去渣熬浓，器收，每夜涂面，变黑为白，光泽异前。（《玉楸药解·卷四·果部·附谷菜部·冬瓜》）

冬瓜子

瓜子　味甘，性寒，入手太阴肺、手阳明大肠经。清肺润肠，排脓决瘀。

瓜子仁甘寒疏利，善开壅滞而决脓血，故能治肠痈。

◆《金匮》大黄牡丹皮汤方在大黄

用之，以其破瘀而排脓也。（《长沙药解·卷三·瓜子》）

冬葵子

葵子　味甘，微寒，性滑，入足太阳膀胱经。滑窍而开癃闭，利水而泻膀胱。

◆《金匮》葵子茯苓散

葵子一升，茯苓三两。为末，饮服方寸匕。

治妊娠有水气，身重，小便不利，洒淅恶寒，起则头眩。以阳衰土湿，乙木下郁，不能行水，故身重而小便不利。木郁阳陷，是以恶寒。停水瘀阻，阳气浮荡，不能下根，故起则头眩。葵子滑窍而利水，茯苓泻满而渗湿。

妊娠胎气胀满，脾胃不运，积水郁遏，颇难疏决。葵子寒滑通利，善于开窍而行水，以茯苓泻其满，葵子滑其窍，满消而窍利，然后奔注而下。长于滑胎通乳。消散初起奶痈，以其泻湿燥土，滑利经脉之壅塞也。（《长沙药解·卷四·葵子》）

豆豉

香豉　味苦、甘，微寒，入足太阴脾经。调和脏腑，涌吐浊瘀。

◆仲景《伤寒》栀子香豉汤方在栀子

用之治伤寒汗下后，烦热，胸中窒者，土湿胃逆，浊瘀凝塞，香豉扫浊瘀而开凝塞也。治伤寒汗吐下后，虚烦不得眠，剧则反覆颠倒，心中懊恼者，以腐败壅塞，浊气熏冲，香豉涌腐败而清宫城也。

◆瓜蒂散方在瓜蒂

用之治胸中塞瘀，心中痞硬，气冲咽喉，不得息。以寒瘀胶塞，阻碍气道，香豉荡腐物而清胸膈也。

◆《金匮》栀子大黄汤方在栀子

用之治酒疸，心中懊㤂热痛，以湿热熏冲，心君郁痞，香豉排郁陈而宁神宇也。

香豉调和中气，泻湿行瘀，扫除败浊，宿物失援，自然涌吐，实非吐剂。肃清脏腑，甚有除旧布新之妙。（《长沙药解·卷一·香豉》）

杜仲

杜仲　味辛，气平，入足厥阴肝经。荣筋壮骨，健膝强腰。

杜仲，去关节湿淫，治腰膝酸痛，腿足拘挛，益肝肾，养筋骨。（《玉楸药解·卷二·木部·杜仲》）

阿胶

阿胶　味平，入足厥阴肝经。养阴荣木，补血滋肝，止胞胎之阻疼，收经脉之陷漏，最清厥阴之风燥，替调乙木之疏泄。

风木之性，专于疏泄，泄而未遂，则梗涩不行，泄而太过，则注倾而下。阿胶息风润燥，养血滋阴，猪苓方在猪苓、薯蓣方在薯蓣、黄土方在黄土、温经方在茱萸、白头翁方在白头翁、炙甘草方在甘草、鳖甲煎方在鳖甲、黄连阿胶方在黄连、大黄甘遂方在大黄，诸方皆用之，以滋乙木之风燥也。其性滋润凝滞，最败脾胃而滑大肠，阳衰土湿，饮食不消，胀满溏滑之家，甚不相宜。必不得已。当辅以姜、桂、二苓之类。

蛤粉炒，研用。（《长沙药解·卷二·阿胶》）

◆ 胶艾汤

阿胶二两，艾叶三两，甘草二两，芍药二两，干地黄六两，当归三两，芍药四两。

上七味，以水五升，清酒三升，合煮取三升，去滓，内胶，令消尽，温服一升，日三服。(《金匮悬解·卷二十·胶艾汤》)

治妊娠胞阻，腹痛下血。以乙木不达，侵克己土，是以腹痛。乙木郁陷，而生风燥，疏泄失藏，是以下血。胶、地、归、芍，养血而清风燥，甘草补中而缓迫急，芎䓖疏木而达遏郁，艾叶暖血而回陷漏也。(《长沙药解·卷二·阿胶》)

用之治胎阻下血，君胶、艾以回血漏，地黄、归、芍，清风木之疏泄也。(《长沙药解·卷二·地黄》)

用之治妊娠胞阻，漏血腹痛。(《长沙药解·卷二·芎䓖》)

用之治胞阻漏血，以其温经而止血也。(《长沙药解·卷二·艾叶》)

师曰：妇人有漏下者，有半产后因续下血都不绝者，有妊娠下血者，假令妊娠腹中痛，为胞阻，胶艾汤主之。

非经期而下血，如器漏水滴，谓之漏下。土弱木郁，不能养胎，则胎落而半产。半产后，肝脾遏陷，阳败而不能温升，因续下血不止。肝脾阳衰，胎成气滞，木郁血陷，故妊娠下血，如宿癥漏下之类。假令妊娠，腹中疼痛而下血，此为胞气阻碍，经血不得上行而下也。胞阻之病，因木郁风动，经脉寒涩而成。胶艾汤，芎、地、归、芍，养血而行瘀涩，阿胶、艾叶，润燥而温寒凝，甘草补土而暖肝气。木达则阻通矣。(《金匮悬解·卷二十·妊娠四·胞阻》)

◆ 胶姜汤

阿胶、干姜。原方阙载，今拟加甘草、大枣、生姜，桂枝。

治妇人经脉陷下，滴漏墨色。以脾肾阳亏，风木郁陷，经寒血漏，色败而黑。阿胶滋风木而止疏泄，干姜温经脉而收陷漏也。

乙木生于癸水而长于己土，水温土燥，则木达而血升。水寒土湿，则木郁

而血陷。木气抑遏。不得发扬，于是怫郁而生风燥。凡诸腹痛里急，崩漏淋利之证，无不以此。(《长沙药解·卷二·阿胶》)

莪术

莪术 味苦、辛，微温，入足厥阴肝经。破滞攻坚，化结行瘀。

莲，俗作术，消癖块，破血癥，化腑脏痼冷，散跌扑停瘀，通经开闭，止痛散结。醋炒用。(《玉楸药解·卷一·草部·莪术》)

矾石

矾石 味酸，涩，微寒，入足太阴脾、足太阳膀胱经。善收湿淫，最化瘀浊，黑疸可消，白带能除。

矾石，酸涩燥烈，最收湿气，而化瘀腐，善吐下老痰宿饮。缘痰涎凝结，黏滞于上下窍隧之间，牢不可动，矾石搜罗而扫荡之，离根失据，脏腑不容，高者自吐，低者自下，实非吐下之物也。其善治痈疽者，以中气未败，痈疽外发，肉腐脓泄而新肌生长，自无余事。阳衰土湿，中气颓败，痈疽不能外发，内陷而伤腑脏，是以死也。矾石收脏腑之水湿，土燥而气达，是以愈也。

煅枯，研细用。

◆《金匮》矾石丸

矾石三分，烧，杏仁一分。炼蜜丸，枣核大，内脏中。

治妇人带下，经水闭不利，脏坚癖不止，中有干血，下白物。以干血结瘀，脏中癖硬，阻碍经脉下行之路，以致经水闭涩不利。血瘀因于木陷，木陷因于土湿，湿土遏抑，木气不达，故经水不利。木陷于水，愈郁而愈欲泄，癸水不能封蛰，精液溢流，故下白物。矾石化败血而消癖硬，收湿淫而敛精液，杏仁破其郁陷之滞气也。

◆**硝矾散**方在硝石

治女劳黑疸，以其燥湿而利水也。

◆**《千金》矾石汤**

矾石二两，浆水一斗五升，煎，浸脚气。

治脚气冲心，以其燥湿也。(《长沙药解·卷四·矾石》)

防风 ————————————————●

　　防风　味甘、辛，入足厥阴肝经。燥己土而泻湿，达乙木而熄风。

　　厥阴风木之气，土湿而木气不达，则郁怒而风生。防风辛燥发扬，最泻湿土而达木郁，木达而风自息，非防风之发散风邪也。风木疏泄，则窍开而汗出，风静而汗自收，非防风之收敛肌表也。其诸主治，行经络，逐湿淫，通关节，止疼痛，舒筋脉，伸急挛，活肢节，起瘫痪，清赤眼，收冷泪，敛自汗盗汗，断漏下崩中。

◆**《金匮》桂枝芍药知母汤**方在桂枝

用之治历节疼痛，以其燥湿而舒筋脉也。

◆**薯蓣丸**方在薯蓣

用之治虚劳，风气百病，以其燥湿而达木郁也。

◆**竹叶汤**方在竹叶

用之治产后中风，发热面赤，以其疏木而发营郁也。(《长沙药解·卷二·防风》)

防己

防己 味苦、辛，性寒，入足太阴脾、足太阳膀胱经。泻经络之湿邪，逐脏腑之水气。

汉防己泻经络之湿淫，木防己泻脏腑之水邪。凡痰饮内停，湿邪外郁，皮肤黑黄，膀胱热涩，手足挛急，关节肿痛之证，悉宜防己。

◆《金匮》防己黄芪汤

防己一两，黄芪一两，甘草五钱，白术七钱五分，生姜四两，大枣三枚。服后当如虫行皮中，从腰以下如冰，上下绕被，温令有微汗，差。

治风湿脉浮身重，汗出恶风。以汗出当风，开其皮毛，汗液郁遏，不得外泄，浸淫经络，是谓风湿。病在经络，是以脉浮。湿性沉着，是以身重。风性疏泄，是以汗出恶风。术、甘燥土而补中，黄芪益卫以发表，防己泻腠理之湿邪也。

◆防己茯苓汤

防己三两，茯苓六两，黄芪三两，桂枝三两，甘草二两。

治皮水为病，四肢肿者。水在皮肤，是谓皮水。四肢秉气于脾胃，缘土旺于四季也，水邪侮土，不能行气于四肢，故四肢作肿，聂聂动摇。甘草补土，黄芪、桂枝，宣营卫之郁，防己、茯苓，泻皮肤之水也。

◆己椒苈黄丸

防己一两，椒目一两，葶苈一两，大黄一两。蜜丸，如梧子大，食前服一丸，日三服。

治肠间有水气，腹满，口舌干燥者。水在肠间，阻遏中气，升降不行，是以腹满。防己、椒目，泻湿而行水，葶苈、大黄，浚流而决壅也。

◆木防己汤

木防己三两，石膏如鸡子大，人参四两，桂枝二两。

治膈间支饮，其人喘满，心下痞坚，面色黧黑，脉沉紧者。以土湿胃逆，不能行水，故饮停于胸膈。胃逆而阻胆经之降路，故心下痞坚。胃逆而阻肺气之降路，故胸中喘满。人参、桂枝，补中而疏木，防己、石膏，泻水而清金也。(《长沙药解·卷四·防己》)

蜂窠　　　　　　　　　　　　　　　　　　　　　　　●

蜂窠　味咸，入足厥阴肝经。能化结硬，善破坚积。

炒枯存性，研细用。

◆《金匮》鳖甲煎丸方在鳖甲

用之治病疟日久，结为癥瘕，以其消结而破坚也。(《长沙药解·卷二·蜂窠》)

蜂蜜　　　　　　　　　　　　　　　　　　　　　　　●

白蜜　味甘、微咸，入足阳明胃、足太阴脾、手阳明大肠经。滑秘涩而开结，泽枯槁而润燥。

蜂蜜浓郁滑泽，滋濡脏腑，润肠胃而开闭涩，善治手足阳明燥盛之病。太阴湿旺，大便滑溏者勿服。

入水四分之一，炼熟用。

◆《伤寒》蜜煎导法

蜜七合。炼干，作挺如指，长二寸，内谷道中，欲大便时去之。

治阳明病，自汗出，小便自利，津液内竭，大便硬者。以汗尿亡津，而致便硬，非胃热便难之比，不可攻下，蜜煎润燥而滑肠也。

◆《金匮》大半夏汤 方在半夏

用之治反胃呕吐，以肠窍闭塞，糟粕不得下传，白蜜润大肠而通传道也。

◆《伤寒》大陷胸丸 方在大黄

用之治结胸项强，以其滑胸膈而下瘀浊也。

◆《金匮》乌头汤 方在乌头

用之治历节疼痛，以其滑经络而止寒湿也。

◆大乌头煎 方在乌头

用之治寒疝疝脐痛，以其润筋脉而缓迫急也。

◆甘草粉蜜汤 方在甘草

用之治蛔虫为病，吐涎心痛，以其滋乙木而息风燥也。

◆甘遂半夏汤 方在甘遂

用之治留饮欲去，心下续坚满，以其滑肠胃而泻水饮也。(《长沙药解·卷一·白蜜》)

茯苓

茯苓　味甘，气平，入足阳明胃、足太阴脾、足少阴肾、足太阳膀胱经。利水燥土，泻饮消痰，善安悸动，最豁郁满。除汗下之烦躁，止水饮之燥渴，淋癃泄痢之神品，崩漏遗带之妙药，气鼓与水胀皆灵，反胃共噎膈俱效。功标百病，效著千方。

◆《伤寒》五苓散

茯苓十八铢，猪苓十八铢，泽泻一两六铢，白术十八铢，桂枝半两。

治太阳中风，内有水气，渴欲饮水，水入则吐者。以宿水停留，因表郁而内动，阻隔三阳，不得下行，是以渴欲饮水。而以水投水，又复不受，是以水入则吐。茯、猪、术、泽，泻水而燥土，桂枝行经而发表也。治太阳伤寒，汗后脉浮，小便不利，热微消渴者。以汗泻脾阳，己土湿陷，乙木抑遏，不能疏泄水道，故小便不利。木郁风动，肺津伤耗，是以消渴。茯、猪、术、泽，泻湿而生津液，桂枝达木以行疏泄也。

《金匮》："假令瘦人，脐下有悸，吐涎水而颠眩，此水也，五苓散主之。"

◆《金匮》小半夏加茯苓汤

半夏一升，生姜半斤，茯苓四两。

治饮家水停心下，先渴后呕。饮家水停心下，土湿津凝，必作燥渴。而再得新水，愈难消受，是以呕吐。苓、姜、半夏，降浊阴而泻水饮也。

◆茯苓泽泻汤

茯苓八两，泽泻四两，白术三两，甘草二两，桂枝二两，生姜四两。

治反胃呕吐、渴欲饮水者。以土湿木郁，抑塞不升，下窍闭结，浊阴无降泄之路，胆胃俱逆，是以呕吐。桂枝达木郁而升陷，生姜利胃壅而降逆，术、甘补土而生津，苓、泽泻水而去湿也。

◆《外台》茯苓饮

茯苓三两，人参三两，白术三两，枳实三两，橘皮二两半，生姜四两。

治心胸中停痰宿水，吐出水后，心胸间虚满，不能食者。心胸阳位，而痰水停宿，全缘中焦土湿。宿水虽吐，停痰尚在，而其中脘不旺。一吐之后，胃土上逆，浊气壅塞，是以虚满，不能下食。参、术、茯苓，补中而燥土，枳、橘、生姜，降浊而消满也。

◆《伤寒》桂枝去桂加茯苓白术汤

芍药二两，甘草二两，生姜三两，大枣十二枚，茯苓三两，白术三两。

治太阳伤寒，汗出不解，头疼发热无汗，心下满痛，小便不利。以汗后亡阳，水泛土湿，胃气上逆，则心下满痛，脾气下陷，则小便不利，苓、术燥土泻水而消满也。

◆小青龙汤 方在麻黄

治太阳伤寒，心下有水气，小便不利，少腹满者，去麻黄，加茯苓四两。

◆《金匮》黄芪建中汤 方在黄芪

治虚劳里急。腹满者，去大枣，加茯苓一两半。缘土湿木郁，两气壅塞，而生痞满，茯苓泻湿，满自消也。

◆《伤寒》苓桂术甘汤

茯苓四两，桂枝二两，白术二两，甘草二两。

治太阳伤寒，吐下之后，心下逆满，气上冲胸，起则头眩，又复发汗动经，身为振振摇者。吐下泻其脏中之阳，风木动于脏，而气上冲胸膈，复汗以泻其经中之阳，风木动于经，则身体振摇，缘水泛土湿，而木气郁动也。桂枝疏木而达郁，术、甘、茯苓，培土而泻水也。

◆真武汤

茯苓三两，白术二两，附子一枚，芍药二两，生姜三两。

治少阴病，内有水气，腹痛下利，小便不利，四肢沉重疼痛，或呕者。以水泛土湿，风木郁遏，不能疏泄水道，故小便不利。木郁贼土，脾陷胃逆，故腹痛呕利。营血寒涩，不能行经络而充肢节，故四肢沉重疼痛。附子温癸水之寒，芍药清乙木之风，生姜降浊而止呕，苓、术燥土而泻湿也。治太阳中风，服大青龙汤，汗后亡阳，手足厥逆，筋惕肉䐜，以阳亡土败，寒水大发，风木失温，郁动不宁，故手足厥冷而筋肉振动。芍药敛风木之摇荡，苓、术、附子，温补火土而泻寒水也。治太阳伤寒，汗出不解，发热头眩，心下悸，身䐜，振振欲擗地者。以汗后亡阳，水寒土湿，风木郁动，身体战摇。芍药清风木之振撼，苓、术、附子，温补火土而泻寒水也。

◆苓桂甘枣汤

茯苓半斤，桂枝四两，甘草二两，大枣十五枚。

治汗后脐下悸动，欲作奔豚。风木郁动，是生振悸。心下悸者，枝叶之不宁，脐下悸者，根本之不安。脐下振悸，根本撼摇，则奔豚作矣。因于水旺土崩，而根本失培也。甘、枣补脾精以滋风木，桂枝达木郁而安动摇，茯苓泻水而燥土也。

◆理中丸方在人参

治霍乱吐利，若脐下筑者，肾气动也，去术，加桂四两，悸者，加茯苓二两。

◆《伤寒》小柴胡汤方在柴胡

治少阳伤寒。心下悸，小便不利者，去黄芩，加茯苓。盖悸者，木也，所以致木之悸者，水也。缓则悸于心下，急则悸于脐间。脐下之悸，用桂枝以疏木，心下之悸，用茯苓以泻水，缓急之不同故也。

◆茯苓四逆汤

茯苓四两，甘草二两，人参一两，干姜一两，附子一两。

治汗下之后，病仍不解，烦躁者。以汗下亡阳，土败水发，阳气拔根，扰乱无归，故生烦躁。参、甘、姜、附，温补火土，茯苓泻其水邪也。

火位于上，水位于下，水寒而下润，火热而上炎。人之生也，火水必交，交则火胎于坎而水不寒，水孕于离而火不炎。水火相交，爰生湿气，土位在中，是以性湿。火燥水湿，自然之性。土生于火，而土之湿气，实化于水。水火之交，全赖乎土，己土左旋，坎阳东升而化火，戊土右转，离阴西降而化水。水火互根，寒热交济，则胃不偏燥而脾不偏湿，阴阳和平，是以无病。

物不能有盛而无衰，火盛则土燥，水盛则土湿。水不胜火，则湿不胜燥，然丁癸同官，丁火不能敌癸水之寒，戊己并列，而戊土何能敌己土之湿。人之衰也，火消而水长，燥减而湿增，其大凡也。

土湿不运，升降倒行，水木下陷而寒生，火金上逆而热作，百病之来，莫不以此。自此以往，阳火渐亏，阴水渐盛。火复而土生则人存，水盛而土崩则人亡，是以仲景垂教，以少阴之负趺阳者为顺。土胜为顺，水胜为逆，古之圣人，燥土而制水，后之庸工，滋水而伐土，上智之与下愚，何其相远也。

土燥之病，伤寒惟阳明有之，而湿居其半，他经已不少睹，内伤杂病之中，那复有此！后世庸工，开滋阴补水之门，而医如萧斧，人若朝菌矣。凡内伤诸病，如气鼓水胀，咳嗽痰饮，泄利淋浊，吐衄崩漏，瘕疝带下，黄疸消渴，中风颠狂，惊悸遗精，反胃噎膈，泄秽吞酸，骨蒸毛热，闭经绝产，霍乱腹痛，伤风齁喘，种种幻怪，百出不穷，究其根原，悉缘土湿。茯苓泻水燥土，冲和淡荡，百病皆宜，至为良药。道家称其有延年之功，信非过也。

庸工用乳制，最缪不通！（《长沙药解·卷四·茯苓》）

浮萍

浮萍 味辛，微寒，入手太阴肺经。发表出汗，泻湿清风。

浮萍辛凉发表，治瘟疫斑疹，疗肌肉麻痹，中风喎斜瘫痪，医痈疽热肿，瘾疹瘙痒，杨梅粉刺，汗斑皆良，利小便闭癃，消肌肤肿胀，止吐衄，长须发。（《玉楸药解·卷一·草部·浮萍》）

附子

附子 味辛、咸、苦，温，入足太阴脾、足少阴肾经。暖水燥土，泻湿除寒，走中宫而温脾，入下焦而暖肾，补垂绝之火种，续将断之阳根。治手足厥冷，开脏腑阴滞，定腰腹之疼痛，舒踝膝之挛拘，通经脉之寒瘀，消疝瘕之冷结。降浊阴逆上，能回哕噫，提清阳下陷，善止胀满。

纸包数层，水湿，火中灰埋，煨熟，去皮脐，切片，砂锅隔纸焙焦用，勿令黑。庸工用童便、甘草水浸。日久全是渣滓，毫无辣味，可谓无知妄作之至矣。

◆《伤寒》附子汤

附子二枚，茯苓三两，白术四两，人参二两，芍药二两。

治少阴病，身体疼，骨节疼，手足寒，脉沉者。以少阴水旺，阴凝气滞，故骨节疼痛。寒水侮土，脾胃不能温养四肢，故手足厥冷。水寒木陷，故脉沉细。参、术、茯苓，培土而泻水，芍药清乙木之风，附子温癸水之寒也。

《金匮》治妊娠六七月，子脏开，脉弦发热，其胎愈胀，腹痛恶寒，少腹如扇。以水寒木郁，陷而生风，故少腹如扇，子脏开张，阳气下陷，是以发热恶寒。脾土被克，气滞不通，是以腹痛胎胀。参、术、茯苓，培土泻湿，芍药清其风木，附子温其水寒也。

◆《伤寒》桂枝加附子汤

桂枝三两，芍药三两，甘草二两，生姜三两，附子一枚，炮去皮，破八片，焙焦，大枣十二枚。

治太阳中风，发汗，遂漏不止，恶风，小便难，四肢微急，难以屈伸者。以表阳汗泄，卫虚失敛，是以汗漏不止。木郁不能行水，是以小便不利。桂枝疏肝木之郁陷，芍药敛风气之疏泄，甘、枣、生姜，补土而和中气，附子暖水以益阳根也。

◆附子泻心汤

附子一枚，大黄二两，黄连一两，黄芩一两。

治太阳伤寒，下后心下痞硬，而复恶寒汗出者。以下伤中气，升降倒行，胆胃俱逆，胃口填塞，故心下痞硬。君相二火，离根上腾，故下寒上热。上热熏蒸，是以汗出。大黄泻胃土之逆，黄连泻心火之逆，黄芩泻胆火之逆，附子温癸水之寒也。

◆《金匮》桂枝附子汤

桂枝四两，甘草二两，生姜三两，大枣十二枚，附子三枚、炮去皮脐。

治风湿相抟，骨节疼痛，不呕不渴，小便不利。以水寒土湿，木气下郁，不能疏泄水道。姜、甘、大枣，和中补土，桂枝疏乙木之郁，附子温癸水之寒也。

◆《伤寒》小青龙汤方在麻黄

治太阳伤寒，心下有水气。若噎者，去麻黄，加附子一枚。水寒土湿，胃气上逆则为噎，附子温胃而降逆也。

◆四逆散方在甘草

治少阴病。四逆，腹中痛者，加附子一枚。水寒木郁，贼伤己土则腹痛，加附子暖水而生木也。

◆**理中丸**方在人参

治霍乱吐利。腹满者，去术，加附子。水泛土湿，贼于乙木则为满，附子暖水而燥土也。

◆**《金匮》竹叶汤**方在竹叶

治产后中风，颈项强，用大附子一枚，破之如豆大。太阳行身之背，自头下项，寒水上逆则颈项强，附子暖水而降逆也。

阴阳之理，彼此互根，阴降而化水，而坎水之中，已胎阳气，阳升而化火，而离火之中，已含阴精。水根在离，故丙火下降，而化壬水，火根在坎，故癸水上升，而化丁火。癸水化火，阴升而化阳也，是以丁癸同经而手少阴以君火主令，丙火化水，阳降而化阴也，是以壬丙共气而足太阳以寒水司权。阴阳交济，水火互根，此下之所以不寒而上之所以不热也。水火不交，则热生于上而寒于下。病在上下，而实缘于中气之败。土者，水火之中气也，戊土不降，故火不交水而病上热，已土不升，故水不交火而病下寒。升降之倒行者，火衰水胜而土湿也。火盛则土燥，则水枯而病实热，阳明承气之证是也。承气之证少，真武之证多，以水易盛而火易衰，燥易消而湿易长。火衰土湿，丁火奔腾而癸水泛滥，是以寒盛于中下也。

盖火不胜水，自然之理，所恃者，壮盛之时，生土以制之。至其渐衰，母虚子弱，火土俱亏，土无制水之权，而火处必败之势，寒水上凌，遂得灭火而侮土。火复而土苏则生，火灭而土崩则死。人之死也，死于火土两败而水胜也，是以附子、真武、四逆诸方，悉火土双补，以胜寒水。仲景先师之意，后世庸工，不能解也。附子沉重下行，走太阴而暖脾土，入少阴而温肾水，肾水温则君火归根，上热自清，补益阳根之药，无以易此。

相火者，君火之佐也，君行则臣从，足少阳以甲木而化相火，随君火下行而交癸水。癸水之温者，相火之下秘也，君火不藏，则相火亦泄，君相皆腾，是以上热。而上热之剧者，则全缘于相火，相火之性，暴烈迅急，非同君火之温和也。人之神宁而魂安者，二火之归根也，君火飞则心悬而神悸，相火飘则胆破而魂惊，故虚劳内伤之证，必生惊悸，其原因水寒土湿而二火不归故也。庸工以为血虚，而用清润之药，诸如归脾、补心之方，误世多矣。当以附子暖水，使君相二火归根坎府，神魂自安。但欲调水火，必先治土，非用补土养中、燥湿降逆之味，附子不能独奏奇功也。惟惊悸年深，寒块凝结，少腹硬满，已成奔豚者，莫用附子。用之药不胜病，反为大害。当以桂、附、椒、姜，研熨脐下，积寒消化，用之乃受。凡内伤虚劳，以及各门杂病，皆缘中气不足，水旺火奔，下寒上热，未有下热者。下寒若盛，即宜附子暖癸水而敛丁火，绝有奇功。至于伤寒三阴之证，更为相宜也。其下热而不宜附子者，水寒土湿而木陷也。生气不足，故抑郁而生下热，下热虽生，而病本仍是湿寒。如崩漏遗带、淋癃痔瘘、黑疸气鼓之证，悉木郁下热之证。但事清肝润燥，而寒湿愈增，则木愈郁而热愈盛。法宜于姜、甘、苓、术之内，副以清风疏木之品，郁热一除，即以附子温其下焦，十有九宜。但法有工拙，时有早晚耳。

《伤寒》四逆汤方在甘草、真武汤方在茯苓、芍药甘草附子汤方在芍药、甘草附子汤方在甘草、干姜附子汤方在干姜、大黄附子汤方在大黄、《金匮》黄土汤方在黄土、附子粳米汤方在粳米、肾气丸方在地黄、栝蒌瞿麦丸方在栝蒌、乌头赤石脂丸方在乌头、薏苡附子败酱散方在薏苡，诸方亦皆用之，以温脾肾之寒也。（《长沙药解·卷四·附子》）

覆盆子

覆盆子 味甘，气平，入足少阴肾、足厥阴肝经。强阴起痿，缩溺敛精。补肝肾精血，壮阳宜子，黑发润颜，治小便短数。（《玉楸药解·卷一·草部·覆盆子》）

干姜

干姜 味辛，性温，入足阳明胃、足太阴脾、足厥阴肝、手太阴肺经。燥湿温中，行郁降浊，补益火土，消纳饮食，暖脾胃而温手足，调阴阳而定呕吐，下冲逆而平咳嗽，提脱陷而止滑泄。真武汤加减：下利者，去芍药。加干姜。

火性炎上，有戊土以降之，则离阴下达而不上炎，水性润下，有己土以升之，则坎阳上达而不下润。戊己旋转，坎离交互，故上非亢阳而不至病热，下非孤阴而不至病寒。中气既衰，升降失职，于是水自润下而病寒，火自炎上而病热。戊土不降，逆于火位，遂化火而为热，己土不升，陷于水位，遂化水而为寒，则水火分离，戊土燥热而己土湿寒者，其常也。而戊土之燥热，究不胜己土之湿寒。盖水能胜火，则寒能胜热，是以十人之病，九患寒湿而不止也。干姜燥热之性，甚与湿寒相宜，而健运之力，又能助其推迁，复其旋转之旧。盖寒则凝而温则转，是以降逆升陷之功，两尽其妙。仲景理中用之，回旋上下之机，全在于此，故善医泄利而调霍乱。凡咳逆蛔喘、食宿饮停、气膨水胀、反胃噎膈之伦，非重用姜苓，无能为功。诸升降清浊、转移寒热、调养脾胃、消纳水谷之药，无以易此也。

五脏之性，金逆则生上热，木陷则生下热。吐衄呕哕、咳嗽喘促之证，不无上热；崩漏带浊，淋涩泄利之条，不无下热。而得干姜，则金降木升，上下之热俱退，以金逆而木陷者，原于中官之湿寒也。干姜温中散寒，运其轮毂，自能复升降之常，而不至于助邪。其上下之邪盛者，稍助以清金润木之品，亦自并行而不悖。若不知温中，而但清上下，则愈清愈热，非死不止！此庸工之遗毒，而千载之奇冤，不可不辨也。

血藏于肝，而原于脾，调肝畅脾，暖血温经。凡女子经行腹痛，陷漏紫黑，失妊伤胎，久不产育者，皆缘肝脾之阳虚，血海之寒凝也，悉宜干姜，补温气而暖血海。

温中略炒用，勿令焦黑。

◆《伤寒》干姜附子汤

干姜一两，生附子一枚。

治太阳伤寒，下后复汗，昼日烦躁不得眠，夜而安静，不呕不渴，脉沉，无表证，身无大热者。以火土俱败，寒水下旺，微阳拔根，不得宁宇。干姜温中以回脾胃之阳，附子暖下以复肝肾之阳也。

◆柴胡桂姜汤

柴胡半斤，黄芩三两，甘草二两，桂枝三两。栝蒌根四两，干姜三两。

治少阳伤寒，汗后复下，胸胁满结，小便不利，渴而不呕，但头汗出，心烦，往来寒热。以汗下伤其中气，土败木郁，不能行水，故小便不利。胆胃上逆，经气缠迫，故胸胁满结。相火升炎，发为烦渴，而表病未解，故往来寒热。柴胡疏甲木之滞，桂枝达乙木之郁，牡蛎消胸胁之满结，栝蒌润心肺之烦躁，姜、甘温中而补土也。

◆干姜芩连人参汤

干姜、人参、黄芩、黄连各三两。

治厥阴病，本自寒下，医复吐下之，寒格，更逆吐下。以中气虚寒，脾陷为利，相火升炎，而生上热。芩、连清泻君相以除烦热，参、姜温补脾胃以止吐利也。

◆《金匮》姜甘苓术汤

干姜、甘草各二两，茯苓、白术各四两。

治肾着，身重腹重，腰中冷痛，如坐水中，小便自利，饮食如故。以身劳汗出，衣里冷湿，浸淫经络，以犯肾脏。肾位于腰，故腰中冷痛。苓、术利水而泄湿，姜、甘温中而培土也。

◆**《伤寒》甘草干姜汤**方在甘草

治伤寒汗后，烦躁吐逆。

◆**《金匮》桂枝人参汤**方在人参

治胸痹心痞，胁下逆抢心。

◆**理中丸**方在人参

治霍乱吐利。

◆**《伤寒》甘草泻心汤**方在半夏

治伤寒下后，心下痞硬，干呕心烦，雷鸣下利。

◆**半夏泻心汤**方在半夏

治少阳下后，心下痞满。

◆**黄连汤**方在黄连

治太阴腹痛，欲作呕吐。

◆**桃花汤**方在粳米

治少阴腹痛，下利脓血。

◆**《金匮》大建中汤**方在胶饴

治心胸寒痛，呕不能食。

◆**胶姜汤**方在阿胶

治妇人陷经，漏下黑色。

◆**温经汤**方在茱萸

治妇人带下，下利不止，皆用之，以温脾胃而止呕吐也。

◆**桂苓五味甘草去桂加干姜细辛汤**

茯苓四两，五味半升，甘草、干姜、细辛各三两。

治痰饮，咳逆胸满。以中虚胃逆，肺气郁阻，是以咳满，姜、辛破壅而降逆也。

◆**《伤寒》小柴胡汤**方在柴胡

治少阳伤寒，咳者，去人参、大枣、生姜。加五味、干姜。

◆**四逆汤**方在甘草

治少阴病，四逆腹痛，咳者，加五味、干姜。

◆**真武汤**方在茯苓

治少阴病，腹痛下利，咳者，加五味、辛、姜。姜、辛、五味，善下气逆，而治咳满。

◆**小青龙汤**方在麻黄

治伤寒心下有水气，干呕，发热而咳。

◆**厚朴麻黄汤**方在厚朴

治咳而脉浮者，皆用之，以其下冲而降逆也。（《长沙药解·卷一·干姜》）

干漆

干漆 味辛，入足厥阴肝经。专通经脉，善破瘀癥。

干漆，辛烈之性，善破瘀血，其力甚捷。而尤杀诸虫，肝气遏抑，血瘀虫化者宜之。

炒枯存性，研细。

◆《金匮》大黄䗪虫丸 方在大黄

用之治虚劳腹满，内有干血，以其化坚癥而破干血也。（《长沙药解·卷二·干漆》）

甘草 ●

甘草 味甘，气平，性缓，入足太阴脾、足阳明胃经。备冲和之正味，秉淳厚之良资，入金木两家之界，归水火二气之间，培植中州，养育四旁，交媾精神之妙药，调济气血之灵丹。

人之初生，先结祖气，两仪不分，四象未兆，混沌莫名，是曰先天。祖气运动。左旋而化己土，右转而化戊土，脾胃生焉。己土东升，则化乙木，南升则化丁火，戊土西降，则化辛金，北降则化癸水，于是四象全而五行备。木温、火热、水寒、金凉，四象之气也。木青、金白、水黑、火赤，四象之色也。木臊、水腐、金腥、火焦，四象之臭也。木酸、金辛、火苦、水咸，四象之味也。土得四气之中，四色之正，四臭之和，四味之平。甘草气色臭味，中正和平，有土德焉，故走中宫而入脾胃。

脾土温升而化肝木，肝主藏血而脾为生血之本，胃土清降而化肺金，肺主藏气而胃为化气之源，气血分宫，胥秉土气。甘草体具五德，辅以血药，则左行己土而入肝木，佐以气药，则右行戊土而入肺金。肝血温升，则化神气，肺金清降，则化精血。脾胃者，精神气血之中皇，凡调剂气血，交媾精神，非脾胃不能，非甘草不可也。

肝脾之病，善于下陷，入肝脾者，宜佐以升达之味，肺胃之病，善于上逆，入肺胃者，宜辅以降敛之品。呕吐者，肺胃之上逆也，滞气不能上宣，则痞闷于心胸，泄利者，肝脾之下陷也，滞气不得下达，则胀满于腹胁，悉缘于中气之虚也。上逆者，养中补土。益以达郁而升陷，则呕吐与胀满之家，未始不宜甘草。前人中满与呕家之忌甘草者，非通论也。

上行用头，下行用梢，熟用甘温培土而补虚，生用甘凉泻火而消满。凡咽喉疼痛，及一切疮疡热肿，并宜生甘草泻其郁火。熟用，去皮，蜜炙。

◆《伤寒》炙甘草汤

甘草四两，桂枝三两，生姜三两，大枣十二枚，人参二两，生地一斤，阿胶二两，麻仁半升，麦冬半升，清酒七升，水八升。煮三升，去渣，入阿胶，消化，温服一升，日三服。一名复脉汤。

治少阳伤寒，脉结代，心动悸者。以少阳甲木，化气于相火，其经自头走足，循胃口而下两胁，病则经气上逆，冲逼戊土，胃口填塞，碍厥阴风木升达之路，木郁风作，是以心下悸动。其动在胃之大络，虚里之分，正当心下。经络壅塞，营血不得畅流，相火升炎，经络渐而燥涩，是以经脉结代。相火上燔，必刑辛金，甲木上郁，必克戊土，土金俱负，则病转阳明，而中气伤矣。甲木之升，缘胃气之逆，胃土之逆，缘中气之虚。参、甘、大枣，益胃气而补脾精，胶、地、麻仁，滋经脉而泽枯槁，姜、桂行营血之瘀涩，麦冬清肺家之燥热也。

◆甘草泻心汤

甘草四两，大枣十二枚，半夏半升，黄连一两，黄芩三两，干姜三两。

治太阳伤寒中风，下后心下痞硬，干呕心烦，谷不化，腹中雷鸣下利者。以下后中气虚寒，水谷不消，土木皆郁，升降倒行。脾陷而贼于乙木，则腹中雷鸣而下利。胃逆而贼于甲木，则心下痞硬而干呕。君相火炎，宫城不清，是以心烦。甘、姜、大枣，温补中气之虚寒，芩、连，清泻上焦之烦热，半夏降胃逆而止干呕也。

◆ 四逆汤

甘草二两，干姜一两半，附子生，一枚。

治太阴伤寒，脉沉腹胀，自利不渴者。以寒水侮土，肝脾俱陷，土被木贼，是以腹胀下利。附子温补其肾水，姜、甘温补其脾土也。脾主四肢，脾土湿寒，不能温养四肢，则手足厥冷。四肢温暖为顺，厥冷为逆，方以甘草而君姜、附，所以温中而回四肢之逆，故以四逆名焉。治少阴病，膈上有寒饮，干呕者。以其肾水上凌，火土俱败，寒饮泛溢，胃逆作呕。姜、甘、附子，温补水土而驱寒饮也。治厥阴病，汗出，外热里寒，厥冷下利，腹内拘急，四肢疼者。以寒水侮土，木郁贼脾，微阳不归，表里疏泄，姜、甘、附子，温补水土，以回阳气也。

◆ 通脉四逆汤

甘草、干姜各三两，生附子一枚。

治少阴病，下利清谷，手足厥逆，脉微欲绝者。以寒水侮土，木郁贼脾，是以下利。脾阳颓败，四肢失温，是以厥逆。经气虚微，是以脉微欲绝。姜、甘、附子，温补里气而益四肢之阳也。治厥阴病，下利清谷，里寒外热，汗出而厥者。以水土寒湿，木郁贼脾，微阳不敛，表里疏泄。姜、甘、附子，温暖水土，以达木郁也。

◆ 四逆散

甘草、枳实、柴胡、芍药。等分为末，饮服方寸匕。

治少阴病，四逆者。以水寒木枯，郁生风燥，侵克脾土，中气痞塞，不能四达。柴、芍清其风木，甘草补其中气，枳实泻其痞满也。

◆ 甘草干姜汤

甘草四两，干姜二两。

治伤寒汗后，烦躁吐逆，手足厥冷者。以汗后火泄土败，四肢失养，微阳离根，胃气升逆。甘草、干姜，补土温中，以回升逆之阳也。

◆《金匮》甘草附子汤

甘草二两，附子二枚，白术二两，桂枝四两。

治风湿相抟，骨节疼烦，汗出短气，小便不利，恶风不欲去衣，或身微肿者。以水寒土湿，木郁不能行水，湿阻关节，经络不通，是以痛肿。湿蒸汗泄，卫阳不固，故恶风寒。术、甘补土燥湿，桂枝疏木通经，附子温其水寒也。

◆甘草麻黄汤

甘草二两，麻黄四两。

治里水，一身面目黄肿，小便不利者。以土湿不能行水，皮毛外闭，溲尿下阻，湿无去路，淫蒸肌肤，而发黄肿。甘草补其土，麻黄开皮毛而泻水湿也。

◆《伤寒》调胃承气汤

甘草二两，大黄三两，芒硝半斤。

治太阳伤寒三日，发汗不解，蒸蒸发热，属阳明者。以寒闭皮毛，经郁发热，汗出热泄，病当自解。发汗不解，蒸蒸发热者，此胃阳素盛，腑热内作，将来阳明之大承气证也。方其蒸蒸发热之时，早以甘草保其中，硝、黄泻其热，胃气调和，则异日之腑证不成也。

◆《金匮》白头翁加甘草阿胶汤

白头翁、黄连、黄柏、秦皮各三两，甘草、阿胶各二两。

治产后下利虚极者。以产后亡血木燥，贼伤脾土，而病下利。白头翁汤以清其湿热，甘草补其脾土，阿胶润其风木也。

◆《伤寒》甘草汤

生甘草二两。

治少阴病二三日，咽痛者。少阴水旺，二火俱胜，上行清道，是以咽痛，生甘草泻热而消肿也。

◆甘草粉蜜汤

甘草二两，铅粉一两，蜜四两。水三升，煮甘草。取二升，入粉、蜜，煎如薄粥。

治蛔虫为病，吐涎心痛，发作有时者。以土弱气滞，木郁虫化。甘草补土，白粉杀虫，蜂蜜润燥而清风，滑肠而下积也。（《长沙药解·卷一·甘草》）

甘遂 ⚫

甘遂　味苦，性寒，入足太阳膀胱经。善泻积水，能驱宿物。

甘遂，苦寒迅利，专决积水，凡宿痰留饮、经脐停瘀、皮肤肿胀、便尿阻涩之证，一泻而下。其力甚捷，并下癥瘕积聚、一切陈郁之物。

◆《金匮》甘遂半夏汤

甘遂大者二枚，半夏十二枚，芍药五枚，甘草指大一枚。水二升，煮半升，入蜜半升，煎八合，顿服。

治留饮欲去，心下坚满，脉伏，自利反快者。心下坚满，脉气沉伏，是有留饮。忽而自利反快，是水饮下行，渍于肠胃也。甘遂、半夏，泻水而涤饮，甘草、芍药，培土而泻木，蜂蜜滑大肠而行水也。

◆《伤寒》大陷胸汤方在大黄

用之治结胸热实，烦躁懊侬者。

◆**十枣汤**方在大枣

用之治心胁痞痛，下利呕逆者，治悬饮内痛，脉沉而弦者。

◆**大黄甘遂汤**方在大黄

用之治水与血结在血室者。皆以其破壅而泻痰饮也。（《长沙药解·卷四·甘遂》）

甘蔗

甘蔗 味甘，微寒，入足太阴脾、足阳明胃经，泻热除烦。

蔗浆，甘寒，解酒清肺，故《汉书》有蔗浆折朝醒，王维有大官还有蔗浆寒之语。土燥者最宜，阳衰湿旺者，服之亦能寒中下利。《本草》谓其下气止呕，则虽属甘缓，亦颇疏利不壅。与白糖性同，功用相仿。（《玉楸药解·卷四·果部·甘蔗》）

橄榄

橄榄 味酸，涩，气平，入手太阴肺经，生津止渴，下气除烦。

橄榄，酸涩收敛，能降逆气，开胃口，生津液，止烦渴，消酒醒，化鱼鲠，收泄利，疗咽喉肿痛，解鱼鳖诸毒，平唇裂牙疳。果与木、核皆灵。

核治癫疝。（《玉楸药解·卷四·果部·橄榄》）

藁本

藁本　味辛，微温，入手太阴肺、足太阳膀胱经。行经发表，泻湿驱风。辛温香燥，发散皮毛风湿，治头疱面酐、酒齄粉刺、疥癣之疾。(《玉楸药解·卷一·草部·藁本》)

葛根

葛根　味甘、辛，性凉，入足阳明胃经。解经气之壅遏，清胃腑之燥热，达郁迫而止利，降冲逆而定喘。

葛根辛凉下达，除烦泻热，降阳明经腑之郁。经腑条畅，上脘之气不逆，则下脘之气不陷，故呕泄皆医。生津止渴，清金润燥，解阳明郁火，功力尤胜。

作粉最佳。鲜者，取汁用，甚良。

◆《伤寒》葛根汤

葛根四两，麻黄、桂枝、芍药、甘草各二两，大枣十二枚，生姜二两。

治伤寒太阳阳明合病，项背强几几，无汗恶风者。阳明胃经，自头走足，行身之前。背者，胸之府也。《素问》语。太阳经病不解，内侵阳明，阳明郁遏，不得顺降，冲逆胸膈，胸膈莫容，遂后壅于项背，故项背强直，几几不柔。寒闭皮毛，故无汗恶风。姜、甘、大枣，利中宫而补土，桂枝、芍药，达凝郁而泻热，麻黄散太阳之寒，葛根解阳明之郁也，治太阳与阳明合病，自下利者。以经气郁遏，则腑气壅迫，不能容受，未消之食，必至上呕，已化之谷，必至下利。麻黄发表而泻郁遏，葛根疏里而达壅迫也。又治太阳病，欲作刚痓，无汗而小便反少，气上冲胸，口噤不得语者。以过汗亡津，筋脉不柔，复感寒邪，闭其皮毛，则病刚痓。足阳明脉循上齿，手阳明脉循下齿，筋脉燥急，故口噤不开。麻黄泻闭而散寒，葛根降逆而润燥也。

◆桂枝加葛根汤

桂枝三两，芍药、甘草各二两，大枣十二枚，生姜三两，葛根四两。煎服。

治太阳阳明合病，项背强几几，汗出恶风者。风泄皮毛，故汗出恶风。桂、芍泻太阳而达营郁，葛根解阳明而降气逆也。

◆葛根黄连黄芩汤

葛根半斤，黄连一两，黄芩二两，甘草二两。

治太阳中风下后，下利脉促，喘而汗出者。以下伤中气，脾陷为利，胃逆为喘。上热郁生，窍开汗出。连、芩清君相之火，葛根降阳明之逆也。

◆《金匮》竹叶汤 方在竹叶

用之治产后中风，发热面赤，喘而头痛。以胃气上逆，肺郁生热，故气喘头痛而发热面赤，葛根清胃而降逆也。

◆奔豚汤 方在甘李根白皮

用之治奔气上冲胸，腹痛，往来寒热。以风木勃发，则生烦躁，生葛清风而润燥，泻热而除烦也。（《长沙药解·卷一·葛根》）

蛤粉

蛤粉 味咸，性寒，入手太阴肺、足太阳膀胱经。清金利水，化痰止嗽。

蛤粉咸寒清利，凉金退热，利水泻湿，治咳嗽气逆，胸满痰阻，水胀溺癃，崩中带下，瘿瘤积聚。

煅，研用。(《玉楸药解·卷六·鳞介鱼虫部·蛤粉》)

蛤蚧

蛤蚧　味咸，气平，入手太阴肺、足太阳膀胱、足少阴肾、足厥阴肝经。敛血止嗽，利水助阳。

蛤蚧收降肺气，疏通水腑，治喘嗽吐血，消渴癃淋，通经行血，起痿壮阳，及虚劳羸弱之病。

去头眼鳞爪，酒浸，酥炙黄，研细。

口含少许，驰百步不喘，止喘宁嗽，功力甚捷。

其毒在头足，其力在尾。如虫蛀其尾者，不足用。(《玉楸药解·卷六·鳞介鱼虫部·蛤蚧》)

钩藤

钩藤钩　味甘，微温，入足厥阴肝经。泻湿清风，止惊安悸，治木郁筋惕，惊悸，瘛疭。(《玉楸药解·卷一·草部·钩藤钩》)

狗脊

狗脊　味苦，气平，入足少阴肾、足厥阴肝经。泻湿驱寒，起痿止痛。泻肾肝湿气，通关利窍，强筋壮骨，治腰痛膝疼，足肿腿弱，遗精带浊。

去毛，酒蒸。(《玉楸药解·卷一·草部·狗脊》)

枸杞子

枸杞子 味苦、微甘，性寒，入足少阴肾、足厥阴肝经。补阴壮水，滋木清风。

枸杞子，苦寒之性，滋润肾肝，寒泻脾胃，土燥便坚者宜之。水寒土湿，肠滑便利者，服之必生溏泄。《本草》谓其助阳，甚不然也。（《玉楸药解·卷二·木部·枸杞子》）

谷精草

谷精草 味苦，微温，入足厥阴肝经。明目清风，去翳消障。苦温发散，庸工治头痛目翳之证，谓其能愈头风，愚妄极矣！（《玉楸药解·卷一·草部·谷精草》）

骨碎补

猴姜 味苦，微温，入足少阴肾、足厥阴肝经。接骨断，止牙痛。泻湿通经，治关节疼痛，手足不仁，耳鸣牙疼，筋断骨折。兼疗肾泄。

亦名骨碎补。（《玉楸药解·卷一·草部·猴姜》）

瓜蒂

瓜蒂 味苦，性寒，入足阳明胃、足太阴脾经。利水而泻湿淫，行瘀而涌腐败。

瓜蒂，苦寒，泻水涤痰，涌吐腐败，以清气道，荡宿食停饮，消水肿黄疸，通脑闷鼻衄，止咳逆齁喘，湿热头痛，风涎喉阻，一切癫痫蛊胀之病皆医。

亡血家忌之。

◆《伤寒》瓜蒂汤

瓜蒂二十枚。水一升，煎五合。顿服之。

治太阳中暍，身热痛重，而脉微弱。以夏月汗出，浴于冷水，水入汗孔，而行皮中。窍隧冷闭，郁遏阳火，而生内热。壮火伤气，故脉微弱。瓜蒂决皮中之水，开窍而泻热也。

◆瓜蒂散

瓜蒂一分，赤小豆一分。为散，取一钱匕，以香豉一合，用热汤煮作稀糜，去滓，取汁和散，温服取吐。不吐，加之，得快吐乃止。

治胸有寒痰，病如桂枝证，头不痛，项不强，寸脉微浮，心中痞硬，气上冲咽喉，不得息者。以胃土上逆，碍胆经降路，二气相迫，结于胃口，故心下痞硬。降路梗塞，则肺气逆冲，咽喉阻闭。肺气郁遏淫蒸，而化痰涎，隧道皆填，是以胸膈壅闷，不得喘息。小豆、香豉，行其瘀浊，瓜蒂涌其痰涎也。治厥阴病，邪结胸中，心下烦，饥不能食，手足厥冷，脉乍紧者。以痰涎在胸，郁阻肺气，不得四达，瓜蒂涌痰涎以通气道也。治宿食在上脘者。宿食上停，浊气不降，郁闷懊憹，头痛发热，其状甚似外感，瓜蒂涌之，则浊降而病除也。（《长沙药解·卷一·瓜蒂》）

瓜蒌

栝蒌实 味甘、微苦、微寒，入手太阴肺经。清心润肺，洗垢除烦，开胸膈之痹结，涤涎沫之胶黏，最洗瘀浊，善解懊侬。

栝蒌实，肃清凉润，善解郁烦，浊气郁蒸，涎沫黏联，心绪烦乱，不可言喻者得之，肺腑清洁，神气慧爽，洗心涤肺之妙药也。其诸主治，消咽痛，治肺痿，涤痰涎，止咳嗽，通乳汁，下胞衣，理吹奶，调乳痈，解消渴，疗黄疸，通小便，润大肠，断吐血，收脱肛，平痈肿，医疮疡。

◆《金匮》栝蒌薤白白酒汤

栝蒌实一枚，薤白三两，白酒七升。

治胸痹气短，喘息咳唾，胸背疼痛，寸口脉沉而迟，关上小紧数。以胸膈痹塞，气无降路，故喘息咳唾。逆冲胸背，而生痛楚。清道堙郁，爰生烦热。薤白、白酒，开扩其塞，栝蒌清涤其郁烦也。

◆栝蒌薤白半夏汤

栝蒌实一枚，薤白三两，白酒一斗，半夏半升。

治胸痹不得卧，心痛彻背者。以胸膈痹塞，气无降路，逼迫宫城，故心痛彻背。背者，胸之府也，气不前降于腹，胸膈莫容，是以逆冲于脊背。薤白、白酒、半夏，破壅而降逆，栝蒌清涤其郁烦也。

◆《伤寒》小陷胸汤

大栝蒌实一枚，半夏半升，黄连一两。

治小结胸，正在心下，按之则痛，脉浮滑者。太阳中风，表证未解，下之太早，经阳内陷，为里阴所拒，结于胸膈，心下满痛，烦躁懊侬，脉沉而紧，是为结胸。结于小者，浊气冲塞，正在心下，其势稍缓，非按不痛，脉则浮滑，未至沉紧。而阳气郁遏，亦生烦热。半夏降其逆气，黄连泻其闷热，栝蒌涤其郁烦也。

◆**小柴胡汤**方在柴胡

治少阳伤寒。胸中烦而不呕者，去人参、半夏，加栝蒌实，以其清心而除烦也。(《长沙药解·卷三·栝蒌实》)

贯众

贯众　味苦，微寒，入手太阴肺、足厥阴肝经。止血行瘀，破积杀虫。

贯众收敛营血，消化瘀蒸，治吐衄崩带，积聚痃癖，杀寸白诸虫。(《玉楸药解·卷一·草部·贯众》)

龟板

龟板　味咸，性寒，入足少阴肾经。泻火滋阴，寒胃滑肠。

龟板，咸寒泻火，败脾伤胃，久服胃冷肠滑，无有不死。朱丹溪以下庸工，作补阴之方，用龟板、地黄、知母、黄柏，治内伤虚劳之证，铲灭阳根，脱泄生气。俗子狂夫，广以龟、鹿诸药，祸流千载，毒遍九州，深可痛恨也！

烧，研，敷，饮，治诸痈肿疡甚灵。(《玉楸药解·卷六·鳞介鱼虫部·龟板》)

桂圆肉

龙眼　味甘，微温，入足太阴脾、足厥阴肝经。补脾养血，滋肝生精。

龙眼，甘能益脾，润可生精，滋肝木而清风燥，降心火而消热烦。补阴生血，而不至滋湿伐阳，伤中败土，至佳之品。胜归地诸药远矣。以有益智之名,《本草》谓其宁神益智，神归于血，智生于神，此亦固有之理也。至于惊悸不寐，根因湿旺胃逆，阳泄不藏，严氏归脾，以为血虚，而用龙眼，则难效矣。(《玉楸药解·卷四·果部·龙眼》)

桂枝 ●

桂枝 味甘、辛，气香，性温，入足厥阴肝、足太阳膀胱经。入肝家而行血分，走经络而达营郁，善解风邪，最调木气，升清阳脱陷，降浊阴冲逆，舒筋脉之急挛，利关节之壅阻，入肝胆而散遏抑，极止痛楚，通经络而开痹涩，甚去湿寒，能止奔豚，更安惊悸。

桂枝，辛温发散，入肝脾而行营血。风伤卫气，卫闭而遏营血，桂枝通达经络，泻营郁而发皮毛，故善表风邪。

肝应春，而主生，而人之生气充足者，十不得一。即其有之，亦壮盛而不病，病者，皆生气之不足者也。盖木生于水而长于土，水温土燥，阳气升达，而后生气畅茂。水寒土湿，生气失政，于是滞塞而克己土，以其生意不遂，故抑郁而作贼也。肝病则燥涩堙瘀，经脉亦病。木中孕火，其气本温，温气存则郁遏而生风热，温气少则风热不作，纯是湿寒。其湿寒者，生气之衰，其风热者，亦非生气之旺，此肝病之大凡也。

桂枝温散发舒，性与肝合，得之脏气条达，经血流畅，是以善达脾郁。经脉荣舒而条风扇布，土气松和，土木双调矣。土治于中，则枢轴旋转而木气荣和，是以既能降逆，亦可升陷，善安惊悸，又止奔豚。至于调经开闭、疏木止痛、通关逐痹、活络舒筋，噎塞疝痛之类，遗浊淋涩之伦，泄秽、吞酸、便血之属，胎坠、脱肛、崩中带下之条，皆其所优为之能事也。大抵杂证百出，非缘肺胃之逆，则因肝脾之陷，桂枝既宜于逆，又宜于陷，左之右之，无不宜之，良功莫悉，殊效难详。凡润肝养血之药，一得桂枝，化阴滞而为阳和，滋培生气，畅遂荣华，非群药所能及也。

去皮用。

◆《伤寒》桂枝汤

桂枝三两，芍药三两，甘草二两，大枣十二枚，生姜三两。

治太阳中风，头痛发热，汗出恶风。以营性发扬，卫性敛闭，风伤卫气，泄其皮毛，是以汗出。风愈泄而卫愈敛，郁遏营血，不得外达，是以发热。甘草、大枣，补脾精以滋肝血，生姜调脏腑而宣经络，芍药清营中之热，桂枝达营气之郁也。

◆桂枝人参汤

桂枝四两，人参、白术、炙甘草、干姜各三两。

治太阳伤寒，表证未解，而数下之，利下不止，心下痞硬。以误下伤其中气，己土陷下而为泄，戊土逆上而为痞，而表证犹存。人参汤理中气之纷乱，桂枝解表邪之怫郁也。

◆桂枝甘草汤

桂枝四两，甘草二两。

治太阳伤寒，发汗过多，叉手自冒其心，心下悸动，欲得手按者。以阳亡土败，木气郁勃，欲得手按，以定撼摇，甘草、桂枝，培土以达木也。

◆桂枝加桂汤

桂枝五两，芍药三两，甘草二两，大枣十二枚，生姜三两。

治太阳伤寒，烧针发汗，针处被寒，核起而赤，必发奔豚，气从小腹上冲心胸者。以汗后阳虚脾陷，木气不达，一被外寒，闭其针孔，木气郁动，必发奔豚。若气从小腹上冲心胸，便是奔豚发矣。先灸其针孔，以散其外寒，乃以桂枝加桂，疏乙木而降奔冲也。

凡气冲心悸之证，皆缘水旺土虚，风木郁动之故。

◆**苓桂术甘汤**方在茯苓

治太阳伤寒，吐下之后，心下逆满，气上冲胸，又发汗动经，身为振振摇者。

◆**《金匮》桂苓五味甘草汤**

桂枝四两，茯苓四两，五味半升，甘草三两。

治痰饮咳逆，服小青龙汤后方在麻黄，饮去咳止，气从少腹上冲胸咽者。与桂苓五味甘草，治其冲气。

◆**防己黄芪汤**方在防己

治风湿脉浮身重，气上冲者，加桂枝三分。伤寒太阳病下后，其气上冲者，与桂枝加桂汤。

◆**茯苓桂枝甘草大枣汤**方在茯苓

治太阳伤寒汗后，脐下悸动，欲作奔豚者。

◆**《金匮》理中丸**方在人参

治霍乱吐利，若脐上筑者，肾气动也，去术，加桂四两。

◆**《伤寒》四逆散**方在甘草

治少阴病，四逆，悸者，加桂五分。以足之三阴，自足走胸，乙木生于癸水而长于己土，水寒土湿，脾气郁陷，乙木抑遏，经气不畅，是以动摇。其始心下振悸，枝叶之不宁也，及其根本摇撼，脐下悸作，则木气奔突，势如惊豚，直冲于胸膈咽喉之间。桂枝疏肝脾之郁抑，使其经气畅达，则悸安而冲退矣。

◆**乌梅丸**方在乌梅

治厥阴病，气上冲心，心中疼热，食则吐蛔。以木郁则虫化，木气勃升，故冲击而作痛。桂枝疏木达郁，下冲气而止心痛也。

◆《金匮》桂姜枳实汤

桂枝三两，生姜三两，枳实五两。

治心中悬疼，气逆痞塞。以胆胃不降，心下痞塞，碍乙木上行之路，冲击而生疼痛。枳、姜降浊而泻痞，桂枝通经而达木也。

◆《外台》柴胡桂枝汤

柴胡四两，黄芩二两半，半夏二合半，甘草一两，芍药两半，大枣六枚，生姜、桂枝各一两半，人参一两半。

治心腹卒痛。以甲木郁则上克戊土，而为心疼，乙木郁则下克己土，而为腹疼。小柴胡补土而疏甲木，芍药、桂枝，清风而疏乙木也。此本太阳少阳合病之方。少阳伤寒，肢节烦疼，微呕，心下支结，是少阳之经证也。而外见发热恶寒，是太阳之经证也。故以柴胡而加桂枝，双解太少之经。然心腹疼痛之理，亦不外是也。

◆《金匮》桂甘姜枣麻附细辛汤

桂枝三两，甘草二两，生姜三两，大枣十二枚，麻黄二两，附子一枚，细辛三两。

治气分，心下坚，大如盘，边如旋杯。气分，清阳之位，而浊气痞塞，心下坚，大如盘，边如旋杯，此下焦阴邪逆填于阳位也。阴邪上逆，原于水旺而土虚，甘、枣补其土虚，附子温其水寒，姜、桂、细辛，降其浊阴，麻黄泻其滞气也。

◆桂枝茯苓丸

桂枝、芍药、丹皮、桃仁、茯苓等分。

治妊娠，宿有癥病，胎动漏血。以土虚湿旺，中气不健，胎妊渐长，与癥病相碍，中焦胀满，脾无旋运之路，陷遏乙木，郁而生风，疏泄失藏，以至血漏。木气郁冲，以致胎摇。茯苓泻湿，丹皮、桃仁，破癥而消瘀，芍药、桂枝，清风而疏木也。

◆**桂枝芍药知母汤**

桂枝、白术、知母、防风各四两，芍药三两，生姜五两，麻黄、甘草、附子各二两。

治肢节疼痛，脚肿，身羸，头眩，欲吐，以四肢禀气于脾胃，中脘阳虚，四肢失养，湿伤关节，而生肿痛。浊阴阻格，阳不下济，郁升而生眩晕，逆行而作呕吐。术、甘培土以障阴邪，附子温下而驱湿寒，知母清上而宁神气，桂、芍、姜、麻，通经而开痹塞也。

◆**八味肾气丸**方在地黄

治妇人转胞，不得小便。男子虚劳腰痛，少腹拘急，小便不利。男子消渴，小便反多。以木主疏泄，职司水道，水寒土湿，木气抑郁，疏泄不遂，而愈欲疏泄。泄而弗畅，则小便不利，泄而失约，则小便反多，桂枝疏木以行疏泄也。其短气有微饮者，宜从小便去之，苓桂术甘汤主之，肾气丸亦主之，桂枝善行小便，是以并泻水饮也。

◆**桂枝附子汤**方在附子

治风湿相抟，骨节疼痛，小便不利，大便坚，小便利者，去桂，加术。便利而去桂者，木达而疏泄之令行也。（《长沙药解·卷二·桂枝》）

海带

海带　味咸，性寒，入足太阳膀胱经。行痰泻火，消瘿化瘤。咸寒疏利，清热软坚，化痰利水，治鼓胀瘿瘤，与昆布、海藻同功。（《玉楸药解·卷一·草部·海带》）

海浮石

海浮石　味咸，气平，入手太阴肺、足厥阴肝经。化痰止渴，破滞软坚。

海浮石咸寒通利，能化老痰，消积块、止渴，通淋涩，去翳障，平瘿瘤，清金止嗽，泻湿消疝。亦兼治疗毒恶疮。(《玉楸药解·卷三·金石部·海浮石》)

海金沙

海金沙　味甘，性寒，入手太阳膀胱经。利水泻湿，开癃止淋。清泻膀胱湿热，治膏、血、砂、石诸淋，消鼓胀肿满。

沙乃草上细粉，如蒲黄然。(《玉楸药解·卷一·草部·海金沙》)

海马

海马　味甘，性温，入足少阴肾、足厥阴肝经。暖水壮阳，滑胎消癥。

海马，温暖肝肾，起痿壮阳，破癥块，消疗肿，平痈疽，催胎产。(《玉楸药解·卷六·鳞介鱼虫部·海马》)

海藻

海藻　味咸，性寒，入足少阴肾、足太阳膀胱经。利水而泻痰，软坚而消痞。

海藻咸寒下行，走膀胱而通水道，善疗奔豚脚气，气鼓水胀之疾，而软坚化痞，尤为擅长，且凡瘿瘤瘰疬，溃疡癥瘕，一切痈肿坚顽之病皆医。

◆《伤寒》牡蛎泽泻散**方在牡蛎**

用之，治大病差后，从腰以下有水气者，以其利水而清热涩也。(《长沙药解·卷四·海藻》)

旱莲草 ————————————————————●

旱莲草 甘、酸，入足少阴肾、足厥阴肝经。益肝肾，乌须发。汁黑如墨，得少阴水色，入肝滋血，黑发乌须，止一切失血，敷各种疮毒。汁涂眉发，其生速繁。(《玉楸药解·卷一·草部·旱莲草》)

诃黎勒 ————————————————————●

诃黎勒 味酸、微苦，气涩，入手阳明大肠、手太阴肺经。收庚金而住泄，敛辛金而止咳，破壅满而下冲逆，疏郁塞而收脱陷。

◆《金匮》诃黎勒散

诃黎勒十枚，为散，粥饮和，顿服。

治气利。以肝脾郁陷，二气凝塞，木郁风动，疏泄失藏，而为下利。利则气阻而痛涩，是为气利。诃黎勒行结滞而收滑脱也。

肠陷而为利者，清气滞塞而不收也，肺逆而为咳者，浊气壅塞而不敛也。诃黎勒苦善泻而酸善收，苦以破其壅滞，使上无所格而下无所碍，酸以益其收敛，使逆者自降而陷者自升，是以咳利俱止也。其治胸满心痛，气喘痰阻者，皆破壅降逆之力，其治崩中带下，便血堕胎者，皆疏郁升陷之功也。(《长沙药

何首乌

何首乌 味甘，涩，气平，入足厥阴肝经。养血荣筋，息风润燥，敛肝气之疏泄，遗精最效，舒筋脉之拘挛，偏枯甚良，瘰疬痈肿皆消，崩漏淋漓俱止，消痔至妙，截疟如神。

何首乌滋益肝血，荣舒筋脉，治中风左半偏枯之病甚佳，辅以燥土暖水之味，佐以疏木导经之品，绝有奇功，而不至助湿败脾，远胜地黄、龟胶之类。方书谓其黑发乌须，悦颜却老，理颇不虚。盖阴者，阳之宅也，肝血温升，生化魂神，血败则温气亡泄，魂神脱矣，未有宫室毁坏而主人无恙者也。何首乌滋肝养血，则魂神畅茂，长生延年，理有必至。但宜加以扶阳之药，不可参以助阴之品。庸工开补阴之门，龟、地之杀人多矣。

米泔换浸一两天，铜刀切片，黑豆拌匀，砂锅蒸晒数次。(《玉楸药解·卷一·草部·何首乌》)

红豆蔻

红豆蔻 味辛，气温，入足太阴脾、足阳明胃经。治脾胃湿寒，痛胀皆消，疗水谷停瘀，吐泄俱断，善止霍乱疟痢，能除反胃噎膈，去胸腹之酸秽，散山川之瘴疠。

红豆蔻，调理脾胃，温燥湿寒，开通瘀塞，宣导污浊，亦与草豆蔻无异，而力量稍健，内瘀极重者宜之。上热易作鼻衄牙痛之家，尽属中下湿寒，胆火不降，当温燥中下，候上热不作而用之。

去壳，研用。

红豆蔻即良姜子，与良姜性同。（《玉楸药解·卷一·草部·红豆蔻》）

红蓝花

红蓝花 味辛，入足厥阴肝经。专行血瘀，最止腹痛。

红蓝花，活血行瘀，润燥止痛，最能疏木而清风。其诸主治，通经脉，消附肿，下胎衣，开喉闭，苏血晕，吹聍耳。

◆《金匮》红蓝花酒

红蓝花一两，酒一升。煎减半，分服。

治妇人诸风，腹中血气刺痛。肝主藏血，木郁风动，肝血枯燥，郁克己土，则生疼痛。红蓝花行血而破瘀，黄酒温经而散滞也。（《长沙药解·卷二·红蓝花》）

胭脂 味甘，气平，入足厥阴肝经。活血行瘀，消肿止疼。

此红蓝花所作，活血与花同。（《玉楸药解·卷一·草部·胭脂》）

厚朴

厚朴 味苦、辛，微温，入足阳明胃经。降冲逆而止嗽，破壅阻而定喘，善止疼痛，最消胀满。

厚朴，苦辛下气，善破壅塞而消胀满，下冲逆而定喘嗽，疏通郁迫，和解疼痛，除反胃呕吐，疗肠滑泄利，消宿食停水，调泄秽吞酸，止肠胃雷鸣，平霍乱转筋，下冲消滞之物也。

去皮，姜汁炒。

◆《伤寒》桂枝加厚朴杏子汤

桂枝、芍药、生姜各三两，甘草、厚朴各二两，大枣十二枚，杏仁五十枚。

治太阳伤寒，下后微喘者。下后中虚胃逆，肺金莫降，是以发喘。姜、甘、大枣，和中而补土，桂枝、芍药，疏木而泻热，厚朴、杏仁、降逆而止喘也。《伤寒》：喘家，作桂枝汤加厚朴、杏子仁。

◆朴姜甘夏人参汤

厚朴一斤，生姜半斤，甘草二两，半夏半升，人参一两。

治伤寒汗后，腹胀满者。汗后中虚胃逆，浊阴冲塞，是以胀满。人参、甘草，补中而培土，朴、半、生姜，泻满而消胀也。

◆《金匮》厚朴大黄汤

厚朴一尺，枳实四枚，大黄六两。此即小承气汤，而分两不同。

治支饮胸满者。以饮居心下，肺胃郁阻，是以胸满。大黄破结而逐饮，枳、朴泻满而降逆也。

◆厚朴三物汤

厚朴八两，枳实五枚，大黄四两。此亦小承气汤，而分两不同。二方皆君厚朴。

治腹满而便闭者。以滞气抟结，闭塞不通。枳、朴行滞而止痛，大黄破结而开塞闭也。

◆厚朴七物汤

厚朴半斤，枳实五枚，大黄二两，桂枝二两，甘草三两，生姜五两，大枣十枚。

治腹满痛，发热，脉浮而数，饮食如故者。以外感风邪，经腑皆郁，经气不泄，故发热脉数。腑气不通，故腹满而痛。甘、枣、桂、姜，达郁而解外，枳、朴、大黄，泻满而攻里也。

◆厚朴麻黄汤

厚朴五两，小麦一升，麻黄四两，石膏如鸡子大，杏仁半升，干姜二两。半夏半升，细辛二两，五味半升。

治咳而脉浮者。以中脘不运，皮毛不合，肺胃郁阻，浊气莫泄。麻黄发表而散寒，小麦、石膏，清肺而润燥，朴、杏、半夏、姜、辛、五味，降逆而止咳也。

大小承气汤方在大黄、半夏厚朴汤方在半夏、枳实薤白桂枝汤方在枳实、王不留行散方在王不留行，皆用之，以其降浊而行滞也。（《长沙药解·卷一·厚朴》）

胡芦巴 ●

胡芦巴 味苦、辛，气温，入足阳明胃、足少阴肾经。泻湿驱寒，破癥消疝。

胡芦巴苦温下行，治水土湿寒，腹胁满胀、寒疝冷瘕、囊坠脚肿之证。（《玉楸药解·卷一·草部·胡芦巴》）

胡桃 ●

胡桃 味甘、性涩，气平，入足阳明胃、手太阴肺经。宁嗽止喘，利水下食。

胡桃核敛涩滋润，能进饮食，止喘嗽，润肠胃，通淋涩，除崩漏，消痈肿，敷瘰疬，涂疥癣，疗头疮鼻齄疔耳、便血吞铜、遗精失溺，泽肤润肠，黑乌须发，治腰疼、腹痛、寒病、红痢、醋心之类，鱼口、便毒、火烧、打损、疔疮之属。

油胡桃，治痈肿疥癣，杨梅秃疮，润泽须发。

青皮染髭须白癜。(《玉楸药解·卷四·果部·胡桃》)

葫芦 ●

瓠芦 味甘，气平，性滑，入手太阴肺、足太阳膀胱经，清金润燥，利水泻湿。

瓠芦清金利水，治心肺烦热、溲溺淋涩、胀满黄肿之证。鲜者作羹，甘滑清利。亚腰者，连子烧，研，饮送，每服一枚，水胀腹满，十余日消。

亦作葫芦。

瓠芦甘寒泻水，排停痰宿饮，消水肿黄疸，煮汁渍阴，能通小便，煎汤滴鼻。即出黄水。疗鼻塞牙疼，去胬肉老翳，治痈疽痔瘘、疥癣癫痈，点鼻肉，吹耳脓，吐蛊毒，下死胎。灸下部悬痈，能吐能泄。(《玉楸药解·卷四·果部·附谷菜部·瓠芦》)

虎骨 ●

虎骨 味辛、咸，气平，入足少阴肾经。疗关节气冷，治膝胫肿痛。

虎骨逐痹通关，强筋健骨，平历节肿痛，愈腰膝痿软，诸兽骨鲠、恶犬咬伤、痔瘘脱肛俱效。胫骨良。

酥炙，研用。熬膏佳。

手病用前腿骨，足病用后腿骨。左病用右，右病用左。(《玉楸药解·卷

琥珀 ————————————————————●

琥珀　味辛、甘，气平，入手太阴肺、足厥阴肝经。明目去翳，安魂定魄。

琥珀凉肺清肝，磨障翳，止惊悸，除遗精白浊，下死胎胞衣，涂面益色，敷疔拔毒，止渴除烦，滑胎催生。

乳浸三日，煮软，捣碎。(《玉楸药解·卷二·木部·琥珀》)

花椒 ————————————————————●

蜀椒　味辛，性温，入足阳明胃、足厥阴肝、足少阴肾、足太阴脾经。暖中宫而温命门，驱寒湿而止疼痛，最治呕吐，善医泄利。

蜀椒，辛温下行，降冲逆而驱寒湿，暖水土而温中下，消宿食停饮，化石水坚癥，开胸膈痹结，除心腹寒疼，止呕吐泄利，疗黄疸水肿，坚齿发，暖腰膝，开腠理，通关节，行血脉，除肿痛，缩小便，下乳汁，破瘀血，杀蛔虫。

去目及闭口者，炒去汗用。

◆《金匮》大建中汤方在胶饴
用之治心腹寒疼，以寒水而凌火土，蜀椒胜寒水而补火土也。

◆乌头赤石脂丸方在乌头
用之治心痛彻背，背痛彻心，以肾邪而贼心君，蜀椒益君火而逐阴邪也。

◆**升麻鳖甲汤**方在鳖甲

用之治阳毒，咽喉痛，吐脓血，以表邪而郁肝火，蜀椒开腠理而泻毒汁也。

◆**王不留行散**方在王不留行

用之治病金疮，以血亡而泻温气，蜀椒温肝脾而暖血海也。

◆**《伤寒》乌梅丸**方在乌梅

用之治厥阴蛔厥，以蛔避寒湿而居膈上，蜀椒温寒而驱蛔虫也。

◆**《金匮》白术散**方在白术

用之养妊娠胎气，以胎遇寒湿，则伤殒坠，蜀椒燥湿土而温水也。(《长沙药解·卷一·蜀椒》)

花蕊石

花乳石　味酸、涩，气平，入足厥阴肝经。止血行瘀，磨翳消瘤。

花乳石功专止血，治吐衄崩漏，胎产刀杖，一切诸血。善疗金疮，合硫黄锻炼，敷之神效。亦磨远年障翳，化瘀血老癥，落死胎，下胞衣。

煅，研，水飞用。(《玉楸药解·卷三·金石部·花乳石》)

滑石

滑石　味苦，微寒，入足太阳膀胱经。清膀胱之湿热，通水道之淋涩。

滑石甘寒，渗泻水湿，滑窍隧而开凝郁，清膀胱而通淋涩，善治黄疸，水肿，前阴闭癃之证。

◆《金匮》滑石白鱼散

滑石一斤，白鱼一斤，乱发一斤。为散，饮服方寸匕。

治小便不利。以膀胱湿热，水道不通。滑石渗湿而泻热，白鱼、发灰，利水而开癃也。

◆滑石代赭汤

滑石三两，代赭石如鸡子大，百合七枚。

治百合病，下后者。下伤中气，湿动胃逆，肺郁生热。滑石利水而泻湿，百合、代赭，清金而降逆也。

◆《伤寒》猪苓汤 方在茯苓

用之治脉浮发热者，渴欲饮水，小便不利者，以其渗膀胱而泻湿热也。

◆《金匮》蒲灰散 方在蒲灰

用之治皮水为病，四肢肿满者，以其泻经络之水也。治小便不利者，以其泻膀胱之湿也。

◆百合滑石散 方在百合

用之治百合病，变发热者，以其利水而泻湿也。（《长沙药解·卷四·滑石》）

槐米

槐实 味苦，性寒，入足厥阴肝经。凉血清风，润肠消痔。

槐实苦寒，清肝家风热，治痔瘘肿痛，阴疮湿痒，明目止泪，清心除烦，坠胎催生，乌须黑发，口齿热痛，头目晕眩，寒泻大肠，润燥开结。(《玉楸药解·卷二·木部·槐实》)

黄柏 ———————————————————————————●

黄柏 味苦，气寒，入足厥阴肝、足太阴脾经。泻己土之湿热，清乙木之郁蒸，调热利下重，理黄疸腹满。

黄柏清脏腑之湿热，柏皮清经络之湿热，故发热身黄用柏皮。

◆《伤寒》乌梅丸方在乌梅

用之治厥阴伤寒，气上撞心，心中疼热，食即吐蛔。以木郁则虫化，郁冲而生上热，黄柏泻郁升之上热而杀蛔虫也。

◆白头翁汤方在白头翁

用之治厥阴病，热利下重者。以木郁则利作，郁陷而生下热，黄柏泻郁陷之下热而举重坠也。

◆《金匮》栀子柏皮汤方在栀子

用之治太阴病，身黄发热者。

◆大黄硝石汤方在大黄

用之治黄疸腹满，小便不利者。以乙木湿陷，不能疏泄，郁生下热，传于膀胱，水窍不开，溢于经络，则身黄腹满而发热，黄柏泻湿热而清膀胱也。

阳衰土湿，乙木不达，抑遏而生湿热。冲于胃口，则心中疼热，陷于大肠，则热利下重，郁于膀胱，淫于肌肤，则腹满身黄。黄柏苦寒迅利，疏肝脾而泻湿热，清膀胱而排瘀浊，殊有捷效，最泻肝肾脾胃之阳。后世庸工，以此为滋阴补水之剂，著书立说，传流不息，误人多矣。（《长沙药解·卷二·黄柏》）

黄精

黄精　味甘。入足太阴脾、足阳明胃经。补脾胃之精，润心肺之燥。

黄精，滋润醇浓，善补脾精，不生胃气，未能益燥，但可助湿。上动胃逆，浊气充塞，故多服头痛。湿旺者不宜。《本草》轻身延年之论，未可尽信也。

砂锅蒸，晒用。

钩吻即野葛，形似黄精，杀人！（《玉楸药解·卷一·草部·黄精》）

黄酒

黄酒　味苦、辛，性温，入足厥阴肝、足少阳胆经。行经络而通痹塞，温血脉而散凝瘀，善解凝郁，最益肝胆。

黄酒辛温升发，温血脉而消寒涩，阳虚火败，营卫冷滞者宜之，尤宜女子，故胎产诸方，多用黄酒。

◆《金匮》鳖甲煎丸方在鳖甲
治久疟结为癥瘕。

◆红蓝花酒方在红蓝花
治妇人诸风，腹中血气刺痛并用之，以其通经而行血也。

《伤寒》炙甘草汤方在甘草、当归四逆加吴茱萸生姜汤方在茱萸、《金匮》肾气丸方在地黄、赤丸方在朱砂、薯蓣丸方在薯蓣、大黄䗪虫丸方在大黄、小建中汤方在胶饴、当归芍药散方在当归、白术散方在白术、下瘀血汤方在大黄、土瓜根散方在土瓜根，诸方皆用之，取其温行药力，引达经络也。(《长沙药解·卷二·黄酒》)

黄橘 ————————————●

黄橘 味甘、酸，微寒，入手太阴肺经。清金止渴，凉膈除烦。

黄橘酸甘清利，治心肺烦渴。但生冷之性，滋湿败土，聚涎生痰，阳虚湿旺者忌之。(《玉楸药解·卷四·果部·黄橘》)

黄蜡 ————————————●

黄蜡 味淡，气平，入手太阴肺、足厥阴肝经。敛血止利，接骨续筋。

黄蜡，凝聚收涩，治泄痢便脓，胎动下血，跌打金刃，汤火蛇咬，冻裂，一切诸疮。愈破伤风。(《玉楸药解·卷六·鳞介鱼虫部·黄蜡》)

黄连 ————————————●

黄连 味苦，性寒，入手少阴心经。清心退热，泻火除烦。

火蛰于土，土燥则火降而神清，土湿则火升而心烦。黄连苦寒，泻心火而除烦热，君火不降，湿热烦郁者宜之。土生于火，火旺则土燥，火衰则土湿，凡太阴之湿，皆君火之虚也。虚而不降，则升炎而上盛。其上愈盛，其下愈虚，当其上盛之时，即其下虚之会。故仲景黄连清上诸方，多与温中暖下之药并用，此一定之法也。凡泻火清心之药，必用黄连，切当中病即止，不可过剂，过则中下寒生，上热愈甚。庸工不解，以为久服黄连，反从火化，真可笑也。

◆《伤寒》黄连汤

黄连三两，桂枝三两，甘草三两，干姜三两，人参二两，大枣十二枚，半夏半升。

治太阴伤寒，胸中有热，胃中有邪气，腹中痛，欲呕吐者。以中气虚寒，木邪克土，脾陷而贼于乙木，故腹中痛，胃逆而贼于甲木，故欲呕吐。君火不降，故胸中有热。姜、甘、参、枣，温中而补土，桂枝达乙木而止疼，半夏降戊土而止呕，黄连清君火而泻热也。

◆黄连阿胶汤

黄连四两，黄芩一两，芍药二两，阿胶三两，鸡子黄二枚。水五升，煎二升，去滓，入胶，消化，内鸡子黄，搅，温分三服。

治少阴病，心烦不得卧。少阴水火同经，水胜则火负，火胜则水负。火本不胜水，其所以胜者，火旺而土燥也。君火下蛰，则心清而善寐，君火上亢，则心烦而不得卧。缘坎水根于离阴，燥土克水，消耗心液，神宇不清，是以生烦。黄连清君火而除烦，芩、芍清相火而泻热，阿胶、鸡子黄，补脾精而滋燥土也。

◆《金匮》黄连粉

黄连。研末，水调服。

治浸淫疮。以土湿火升，郁生上热，湿热浸淫，结为毒疮。从口而走四肢则生，从四肢而入口则死。黄连泻湿热之浸淫也。

◆《伤寒》**大黄黄连泻心汤** 方在大黄

治太阳伤寒，误下成痞。

◆**附子泻心汤** 方在附子

治心下痞硬，恶寒汗出。

◆**甘草泻心汤** 方在甘草

治心下痞硬，干呕心烦。

◆**生姜泻心汤** 方在生姜

治心下痞硬，干噫食臭。

◆**半夏泻心汤** 方在半夏

治少阳伤寒，心下痞满。

◆**葛根黄连黄芩汤** 方在葛根

治中风下后，喘而汗出。

◆**干姜芩连人参汤** 方在干姜

治厥阴吐下后，食入即吐。

◆**小陷胸汤** 方在栝蒌

治小结胸，脉浮滑者。

◆**白头翁汤** 方在白头翁

治厥阴下利，热渴饮水者。

◆**乌梅丸**方在乌梅

治厥阴蛔厥，心中疼热。皆用之，以其泻心君之火也。(《长沙药解·卷四·黄连》)

黄芪

黄芪 味甘，气平，入足阳明胃、手太阴肺经。入肺胃而补气，走经络而益营，医黄汗血痹之证，疗皮水风湿之疾，历节肿痛最效，虚劳里急更良，善达皮腠，专通肌表。

肝脾左旋，癸水温升而化血，肺胃右转，丁火清降而化气。血司于肝，其在经络则曰营，气司于肺，其在经络则曰卫。营行脉中，为卫之根，卫行脉外，为营之叶。营卫周行，一日五十度，阴阳相贯，如环无端。其流溢之气，内溉脏腑，外濡腠理。营卫者，气血之精华者也。二十二难：脉有是动、有所生病。是动者，气也，所生病者，血也。气主煦之，血主濡之，气留而不行者，气先病也，血滞而不濡者，血后病也。血阴而气阳，阴静而阳动，阴则内守，阳则外散，静则不辟，动则不阖。而卫反降敛，以其清凉而含阴魄，营反温升，以其温暖而抱阳魂也。卫本动也，有阴以阖之，则动者化而为降敛，营本静也，有阳以辟之，则静者变而为升发。然则血之温暖，气煦之也，营之流动，卫运之也，是以气有所动，则血病生焉。气冷而后血寒，卫梗而后营瘀，欲调血病，必益血中之温气，欲调营病，必理营外之卫阳。卫气者，逆则不敛，陷则不发，郁则不运，阻则不通，是营血受病之原也。黄芪清虚和畅，专走经络，而益卫气。逆者敛之，陷者发之，郁者运之，阻者通之，是燮理卫气之要药，亦即调和营血之上品。辅以姜、桂、芍药之类，奏功甚捷，余药不及也。

五行之气，凉则收而寒则藏，气之清凉而收敛者，秉金气也。黄芪入肺胃而益卫气，佐以辛温则能发，辅以酸凉则善敛，故能发表而出汗，亦能敛表而止汗。小儿痘病，卫为营闭，不得外泄。卫旺则发，卫衰则陷，陷而不发者，最宜参芪，助卫阳以发之。凡一切疮疡，总忌内陷，悉宜黄芪。

蜜炙用。生用微凉，清表敛汗宜之。

◆《金匮》黄芪芍药桂酒汤

黄芪五两，芍药三两，桂枝三两，苦酒一升。

治黄汗身肿，发热汗出而渴，汗沾衣，色黄如柏汁，脉自沉者。以汗出入水，水从窍入，淫泆于经络之间，阻其卫气，壅而为肿。卫气不行，遏其营血，郁而为热。脾为己土，肌肉司焉，水气浸淫，肌肉滋湿，营行经络之中，遏于湿土之内，郁热熏蒸，化而为黄。营秉肝气，而肝司五色，入脾为黄，营热蒸发，卫不能闭，则开其皮毛，泄为黄汗，缘营血闭遏，而木郁风动，行其疏泄之令也。风热消烁，津液耗伤，是以发渴。木气遏陷，不得升达，是以脉沉。黄芪走皮毛而行卫郁，桂枝走经络而达营郁，芍药、苦酒，泻营热而清风木也。

◆桂枝加黄芪汤

桂枝三两，芍药三两，甘草二两，大枣十二枚，生姜三两，黄芪二两。

治黄汗，两胫自冷，腰髋弛痛，如有物在皮中，身疼重，烦躁，腰以上汗出，小便不利。以水在经络，下注关节，外阻卫阳而内遏营阴。营遏木陷，温气沦郁，内热不宣，故两胫自冷。风木郁勃，经络鼓荡，故腰髋弛痛，如有物在皮中。湿淫外束，故疼重烦躁。木陷而郁于湿土，故小便不利。风升而开其孔窍，故腰以上汗出。水谷未消，中气满胀，营愈郁而热愈发，故食已则汗。暮而卫气入阴，为营气所阻，不得内敛。故外泄皮毛而为盗汗。营热郁隆，不为汗减，热蒸血败，不能外华皮腠，久而肌肤枯涩，必至甲错。血肉腐溃，必生恶疮。甘、枣、生姜，补宣中气，芍药泻营热而清风木，桂枝达营气之郁，黄芪行卫气之郁，助以热粥而发微汗，经热自随汗泄也。

◆黄芪桂枝五物汤

黄芪三两，桂枝三两，芍药三两，生姜六两，大枣十二枚。

治血痹，身体不仁，状如风痹，脉尺寸关上俱微，尺中小紧。以疲劳汗出，气蒸血沸之时，安卧而被微风，皮毛束闭，营血凝涩，卫气郁遏，渐生麻痹。营卫阻梗，不能煦濡肌肉，久而枯槁无知，遂以不仁。营卫不行，经络无气，故尺寸关上俱微。营遏木陷，郁动水内，而不能上达，故尺中小紧。大枣、芍药，滋营血而清风木，姜、桂、黄芪，宣营卫而行瘀涩，倍生姜者，通经而开痹也。(《长沙药解·卷三·黄芪》)

黄芩

黄芩 味苦，气寒，入足少阳胆、足厥阴肝经。清相火而断下利，泻甲木而止上呕，除少阳之痞热，退厥阴之郁蒸。

甲木清降，则下根癸水而上不热，乙木温升，则上生丁火而下不热。足厥阴病则乙木郁陷而生下热，足少阳病则甲木郁升而生上热，以甲木原化气于相火，乙木亦含孕乎君火也。黄芩苦寒，并入甲乙，泻相火而清风木，肝胆郁热之证，非此不能除也。然甚能寒中，厥阴伤寒，脉迟，而反与黄芩汤彻其热，脉迟为寒，今与黄芩汤复除其热，腹中应冷，当不能食，今反能食，此名除中，必死。小柴胡汤，腹中痛者，去黄芩，加芍药。心下悸，小便不利者，去黄芩，加茯苓。凡脉迟，腹痛，心下悸，小便少者，忌之。

清上用枯者，清下用实者。内行醋炒，外行酒炒。

◆《伤寒》黄芩汤

黄芩三两，芍药二两，甘草一两，大枣十二枚。若呕者，加半夏半升，生姜三两。

治太阳少阳合病，自下利者。以太阳而传少阳，少阳经气内遏，必侵克戊土，而为呕利。逆而不降，则壅遏上脘而为呕，降而不舒，则郁迫下脘而为利。利泄胃阳，则入太阴之脏，利亡脾阴，则传阳明之腑。少阳以甲木而化相火，易传阳明而为热。甘草、大枣，补其脾精，黄芩、芍药，泻其相火也。

◆《外台》黄芩汤

黄芩三两，半夏半升，人参三两，大枣十二枚，干姜二两，桂枝一两。

治干呕下利者。以中气虚寒，脾陷而贼于乙木，则为下利，胃逆而贼于甲木，则为干呕。人参、大枣，补中培土，干姜、桂枝，温升肝脾而止下利，黄芩、半夏，清降胆胃而止干呕也。

◆《伤寒》小柴胡汤 方在柴胡

用之治往来寒热，胸胁硬满。

◆大柴胡汤 方在柴胡

用之治发热汗出，心下痞硬。

◆半夏泻心汤 方在半夏

用之治呕而发热，心中痞满。

◆生姜泻心汤 方在生姜

用之治干呕食臭，心下痞硬。

◆甘草泻心汤 方在甘草

用之治水谷不化，心下痞硬。

◆附子泻心汤 方在附子

用之治恶寒汗出，心下痞硬。

◆**大黄黄连泻心汤**方在大黄

用之治关上脉浮，心下痞濡。以少阳之经，自头走足，下胸贯膈，由心下而行两胁。经气郁遏，内攻戊土，胃气被贼，胀满不运，外逼少阳之经，结塞不开，是以心胁痞满，结微则濡，结甚则硬。少阳经郁，相火升炎，黄芩清少阳之相火，以泻痞郁之热也。

◆**葛根黄芩黄连汤**方在葛根

用之治喘而汗出者。

◆**泽漆汤**方在泽漆

用之治咳而脉浮者，清相火之刑辛金也。

◆**干姜芩连人参汤**方在干姜

用之治食入即吐者，清甲木之克戊土也。

◆**《金匮》鳖甲煎丸**方在鳖甲

用之治疟病结为癥瘕，清少阳之郁火也。

◆**大黄䗪虫丸**方在大黄

用之治虚劳内有干血，清厥阴之燥热也。

◆**当归散**方在当归

用之治妊妇诸病，清风木之郁蒸也。

◆**黄土汤**方在黄土

用之治便后下血，清风木之疏泄也。（《长沙药解·卷二·黄芩》）

藿香

藿香　味辛，微温，入足太阴脾、足阳明胃经。降逆止呕，开胃下食。

藿香辛温下气，善治霍乱呕吐、心腹胀满之病。煎漱口臭。(《玉楸药解·卷一·草部·藿香》)

鸡冠花

鸡冠　味苦，微凉，入足厥阴肝经。清风退热，止衄敛营。

鸡冠花，止九窍失血，吐血、崩漏、淋痢诸血皆止。并治带淋之证。

花与子同功。(《玉楸药解·卷八·杂类·鸡冠》)

鸡内金

鸡内金　味甘，气平，入手阳明大肠、足厥阴肝经。止利敛血，利水秘精。

鸡内金，扶中燥土，治泄利崩带，尿血便红，喉痹乳蛾，口疮牙疳，失溺遗精，酒积食宿，胃反膈噎，并消痈疽发背。(《玉楸药解·卷五·禽兽部·鸡内金》)

鸡屎白

鸡屎白　微寒，入足太阳膀胱经。利水而泻湿，达木而舒筋。

其性神于泻水，一切淋沥黄疸之证皆医。兼能化瘀破结，善磨癥瘕而消痈肿，敷瘰疬而涂鼠瘘。

白鸡者良，腊月收之。

◆《金匮》鸡屎白散

鸡屎白。为散，水服方寸匕。

治转筋为病，臂脚直，脉上下，微弦，转筋入腹。筋司于肝，水寒土湿，肝木不舒，筋脉挛缩，则病转筋。鸡屎白利水道而泻湿寒，则木达而筋舒也。

《素问·腹中论》：有病心腹满，旦食则不能暮食，名为鼓胀。治之以鸡矢醴，一剂知，二剂已。(《长沙药解·卷四·鸡屎白》)

鸡子白 ————————————●

鸡子白　味甘，气腥，微寒，入手太阴肺经。疗咽喉之肿痛，发声音之喑哑。

鸡子白，秉天之清气，有金象焉，善消肿痛而利咽喉，清肺金而发声音。其诸主治，涂鼻疮，治发黄，敷肿痛，洗烧灼。鸡子黄在一卷。

◆《伤寒》苦酒汤 方在苦酒

治少阴病，咽中生疮，声音不出，用之，以其消肿痛而发声音也。(《长沙药解·卷三·鸡子白》)

鸡子黄 ————————————●

鸡子黄　味甘，微温，入足太阴脾、足阳明胃经。补脾精而益胃液，止泄利而断呕吐。

鸡子黄，温润淳浓，体备土德，滋脾胃之精液，泽中脘之枯槁，降浊阴而止呕吐，升清阳而断泄利，补中之良药也。

煎油治小儿湿热诸疮，甚效。鸡子白在三卷中。

◆《伤寒》黄连阿胶汤 方在阿胶
用之治少阴病，心中烦，不得卧者，以其补脾而润燥也。

◆《金匮》百合鸡子汤 方在百合
用之治百合病，吐之后者，以其涤胃而降逆也。

◆排脓散 方在桔梗
用之，以其补中脘而生血肉也。(《长沙药解·卷一·鸡子黄》)

急性子

凤仙子 味苦，微温，入足少阴肾经。软坚化骨，消癖落牙。

凤仙子，其性最急，能化骨烦，落牙齿，催生产，消癖块，与玉簪根性略同，而迅烈过之。

作油，以少许滴蟹上，其壳立碎，崩落釜中。(《玉楸药解·卷八·杂类·凤仙子》)

蒺藜

蒺藜 味苦，微温，入足少阴肾、足厥阴肝经。泻湿驱风，敛精缩溺。

蒺藜子，疏木驱风，治肝气输泄，精滑溺数，血淋白带。白者良，与沙苑同性。(《玉楸药解·卷一·草部·蒺藜》)

鲫鱼

鲫鱼　味甘，性温，入足太阴脾、足太阳膀胱、足厥阴肝经。补土培中，利水败毒。

鲫鱼，补土益脾，温中开胃，治消渴水肿，下利便血，噎膈反胃，骨疽肠痛，痔痔秃疮；涂久年诸疮不差。(《玉楸药解·卷六·鳞介鱼虫部·鲫鱼》)

姜黄

姜黄　味甘，苦，性寒，入足厥阴肝经。破血化癥，消肿败毒，破瘀血宿癥，消扑损痛疽，止心腹疼痛，平疥癣初生。(《玉楸药解·卷一·草部·姜黄》)

僵蚕

僵蚕　味辛、咸，气平，入足厥阴肝经，活络通经，驱风开痹。

僵蚕，驱逐风邪，治中风不语，头痛胸痹，口噤牙痛，瘾疹风瘙，瘰疬疔毒，黯斑粉刺，疳痔金疮，崩中便血，治男子阴痒、小儿惊风诸证。此庸工习用之物。风邪外袭，宜发其表，风燥内动，宜滋其肝，表里不治，但事驱风，欲使之愈，复何益也！愈驱愈盛，不通之极矣。

僵蚕烧研酒服，能溃痈破顶，又治血淋崩中。

蚕脱纸烧研，治吐衄便溺诸血，小儿淋漓，诸疮肿痛。(《玉楸药解·卷六·鳞介鱼虫部·僵蚕》)

降香

降香　味苦，微温，入足太阴脾、手少阴心经。疗梃刃伤损，治痈疽肿痛。

降香芳烈辛温，烧之辟疫疠之邪，痈疽之病，与夫跌打金疮、皮破血漏、筋断骨伤皆疗。(《玉楸药解·卷二·木部·降香》)

椒目

椒目　泻水消满。

椒目，下气，善治耳鸣盗汗。

◆《金匮》己椒苈黄丸方在防己

用之治肠间有水气，腹满者，以其泻水而消胀也。(《长沙药解·卷一·蜀椒》)

桔梗

桔梗　味苦、辛，入手太阴肺经。散结滞而消肿硬，化凝郁而排脓血，疗咽痛如神，治肺痈至妙，善下冲逆，最开壅塞。

桔梗，苦泻辛通，疏利排决，长于降逆而开结，消瘀而化凝，故能清咽喉而止肿痛，疗疮疽而排脓血。其诸主治，清头面，理目痛，通鼻塞，疗口疮，止气喘，平腹胀，调痢疾，破血瘀，皆降逆疏壅之力也。

◆《伤寒》桔梗汤

桔梗二两，甘草二两。

治少阴病，咽痛者。以少阴肾脉，循喉咙而挟舌本，少阴心脉，挟咽而系目系，少阴病则癸水上冲，丁火不降，郁热抟结而生咽痛。桔梗开冲塞而利咽喉，生甘草泻郁热而缓迫急也。

◆通脉四逆汤 方在甘草

治少阴病，下利脉微。咽痛者，去芍药，加桔梗一两，亦此法也。《金匮》以治肺痈，咳而胸满，振寒脉数，咽干不渴，时出浊唾腥臭，久而吐脓如米粥者。以肺气壅塞，湿热淫蒸，浊瘀腐败，化而为脓。桔梗破壅塞而行腐败，生甘草泻郁热而清肺金也。

◆二白散

桔梗三分，贝母三分，巴豆一分。为散，白饮和服。

治太阳中风，寒实结胸。以经病未解，而水土湿寒，乃以冷水噀灌，愈闭其表。寒湿郁动，逆冲清道，与膈上之阳，两相隔拒，寒热逼迫，痞结不开。桔梗、贝母，清降其虚热，巴豆温下其湿寒，结散郁开，腐败难容，在上则涌吐而出，在下则泄利而去矣。《外台》以治肺痈者，排决脓瘀，令其吐泄而下，肺腑清空，正气续复，不使养痈以胎祸也。

◆《金匮》排脓汤

桔梗三两，甘草二两，大枣十枚，生姜二两。

以疮疽脓硬，必当排而行之，使肿消而脓化。而死肌腐化，全赖中气，甘、枣培补脾精，生姜和中而行气，桔梗消结而化脓也。

◆排脓散

桔梗二分，芍药六分，枳实十六枚。为散，鸡子黄一枚，以散数钱揉均，饮和服之，日一服。

以疮疽脓成，必当排而决之，使腐去新生。而脓瘀既泻，营血必伤，桔梗行其凝郁，枳实逐其腐败，芍药清肝风而凉营，鸡子黄补脾精而养血也。

薯蓣丸方在薯蓣、竹叶汤方在竹叶并用之，以降肺气之逆也。（《长沙药解·卷三·桔梗》）

金屑

金屑 味辛，性寒，入足阳明胃、手太阴肺经。镇定魂魄，宁安惊悸。

金屑，服之杀人，性同鸩酒，古人赐死，往往用此。《本草》谓其能止咳嗽吐血，惊悸癫痫。方士制炼服饵，以为长生不死，荒妄极矣。

或谓生者有毒，熟者无毒，胡说之至！庸工每常用之。即至少服，不至杀人，而惊悸自有原本，镇重之物，何能得效！（《玉楸药解·卷三·金石部·金屑》）

金银花

金银花 味辛，微凉，入手太阴肺、足厥阴肝经。凉肝清肺，消肿败毒。

金银花，清散风湿，消除肿毒，治一切疮疡、杨梅、疥癣、痔瘘、痢疾之类。敷饮俱妙。功次木芙蓉。（《玉楸药解·卷一·草部·金银花》）

金樱子

金樱子 味咸，性涩，入手阳明大肠、足厥阴肝经。敛肠止泄，固精断遗。

金樱子酸敛涩固，治泄利遗精。肝气郁结者，不宜。酸敛之品，服之则遗精愈甚，当与升达之药并用。(《玉楸药解·卷二·木部·金樱子》)

金枣

金枣 味酸、甘，微凉，入手太阴肺经。下气宽胸，解醒止渴。

金枣，酸凉清肺，降胸隔逆气，治上热烦渴。

金枣亦名橘，似橘，小而皮光，大如胡桃，夏青冬黄，在树至三五年，树高数尺，霜雪不凋。实随年长，形如鸡卵，色青黄如初年也。(《玉楸药解·卷四·果部·金枣》)

锦地罗

锦地罗 味苦，气平，入手少阴心经。消肿解毒，兼解瘴疬。

锦地罗治瘴气疬毒，一切饮食诸毒。

生研，酒服、涂抹皆效。(《玉楸药解·卷八·杂类·锦地罗》)

经水

经水 味咸，气平，入手太阴肺、足太阴脾、足厥阴肝经。退疸去黄，止血消肿。

经水清热去湿，治热病劳复，女劳黄疸，痈疽湿痒，疗虎狼药箭诸伤。俗子以为红铅，制炼服饵，愚谬不通！（《玉楸药解·卷八·杂类·经水》）

荆芥

荆芥　味辛，微温，入足厥阴肝经。散寒发表，泄湿除风，治鼻口喎斜、肢体痿痹、筋节挛痛、目弦头旋之证。消疮痍疥癞，痔瘘瘰疬，除吐衄崩漏。脱肛阴癞。（《玉楸药解·卷一·草部·荆芥》）

荆沥

荆沥　味甘，气平，入手太阴肺经。化痰泻热，止渴清风。

荆沥，化痰驱风，治头目晕眩、中风不语之病。功与竹沥相同，热宜竹沥，寒宜荆沥。（《玉楸药解·卷二·木部·荆沥》）

粳米

粳米　味甘，入足太阴脾、足阳明胃、手太阴肺经。入太阴而补脾精，走阳明而化胃气，培土和中，分清泌浊，生津而止渴燥，利水而通热涩。

人之中气冲和，升降不反，则清阳弗陷而浊阴弗逆。中气亏损，升降倒行，清气下陷，痛坠而泄利，浊气上逆，痛满而呕吐，则冲和之地，变而为急迫之场矣。物之冲和，莫如谷气，粳米得谷气之完，《素问》：稻米者完。最补中焦，而理清浊。附子粳米汤，以此和平厚重之气助其中宫，桃花汤，以此和煦发达之气益其中脘。中旺则癸水将退，而后干姜奏其回阳之效，己土将复，而后石脂成其固脱之功，阴邪欲遁，而后附子展其破寒之能，胃气欲平，而后半夏施其降逆之力。若非粳米握其中权，虽以半夏、附子之长于降浊，何足恃其前茅，干姜、石脂之善于升清，安得逞其后劲。常山率然，但有首尾，未能如此呼应之灵也。

饮食入腹，是变精气，谷气化精，归于肝脾，谷精化气，归于肺胃。物之润泽，莫过于气，气清而化津水，津旺则金润，水利则土燥。水愈利则土愈燥，而气愈清，气愈清则津愈旺，而水愈利，故止渴之法，机在益气而清金，清金之法，机在利水而燥土。以土燥则清气飘洒，津液流布，脏腑被泽，是以不渴，土湿则浊气湮郁，痰涩凝结，脏腑失滋，是以渴也。粳米清液淳浓，最能化气生津，清金止渴，长于利水而燥土。

◆《金匮》附子粳米汤

附子一枚，粳米半升，半夏半升，甘草一两，大枣十枚。

治腹中寒气，雷鸣切痛，胸胁逆满，呕吐。以火虚土败，水寒木郁，肝木克脾，故腹中雷鸣而为切痛，胆木克胃，故胸胁逆满而作呕吐。粳米、甘、枣，补土和中，附子驱下焦之湿寒，半夏降上脘之冲逆也。

◆《伤寒》桃花汤 方在赤石脂

用之治少阴病，腹痛下利，小便不利，便脓血者。以土湿水寒，木郁血陷，粳米补土而和中，利水而泻湿也。

◆白虎汤 方在石膏

用之治伤寒表解之热渴，石膏、知母，清金而化水，粳米益气而生津也。

◆人参白虎汤 方在人参

用之治伤寒汗后之燥渴，石膏、知母，清金而化水，粳米、人参，益气而生津也。

◆竹叶石膏汤方在竹叶

用之治大病差后，虚羸少气，气逆欲吐，麦冬、石膏，清金而化水，粳米、人参，益气而生津也。

◆麦门冬汤方在麦冬

用之治咳嗽，火逆上气，咽喉不利，麦冬清金而化水，粳米、人参，益气而生津也。

盖非气则津不化，非津则水不生，譬之水沸而气腾焉。气上之熏泽而滋润者，津也，气下之泛洒而滴沥者，水也，使无粳米、人参益气生津之药，徒以知、膏、麦冬清金化水之品，求其止渴，断乎不能！人之夏热饮水，肠鸣腹胀而燥渴不止者，水不化气故也。(《长沙药解·卷一·粳米》)

韭子

韭子　味辛，性温，入足少阴肾、足厥阴肝经。秘精敛血，暖膝强腰。

韭子，温补肾肝，治白淫赤带，腰膝软弱，宗筋下痿，精液常流。

韭菜汁，治吐衄便溺诸血，行打扑损伤诸瘀，疗女子经脉逆行，止胸膈刺痛如锥，消散胃脘瘀血。(《玉楸药解·卷四·果部·附谷菜部·韭子》)

菊花

甘菊花　味甘，气平，入足厥阴肝经。清风止眩，明目去翳。

菊花，清利头目，治头目疼痛眩晕之证，庸工凡治头目，无不用之，今古相承，不见其效。不知头目眩晕，由湿盛上逆。浊气充塞，相火失根，升浮旋转而成。愚妄以为头风，而用发散之药，此千试不灵之方也。(《玉楸药解·卷一·草部·甘菊花》)

橘皮 ———————————————————————●

橘皮 味辛、苦，入手太阴肺经。降浊阴而止呕哕，行滞气而泻郁满，善开胸膈，最扫痰涎。

橘皮，辛散之性，疏利通畅，长于降浊止呕，行滞消痰，而和平条达，不至破气而损正，行郁理气之佳药也。其诸主治，疗吹奶，调乳痈，除痎疟，消癥瘕，行胶痰，磨宿谷，利小便，通大肠，理嘈杂，治淋痢，下鱼骨鲠，杀寸白虫，总缘善行滞气也。

◆《金匮》橘皮汤
橘皮四两，生姜八两。

用以治干呕哕，而手足厥者。以胃土上逆，浊气熏冲，故生呕哕。中气堙郁，不能四达，故手足厥冷。橘皮破壅塞而扫瘀浊，生姜降冲逆而行凝滞也。

◆橘皮竹茹汤
橘皮一斤，竹茹二升，生姜半斤，甘草五两，人参一两，大枣三十枚。

治哕逆者。以土衰胃逆，浊阴不降，甘、枣、人参，补中气以培土。橘、姜、竹茹，降浊阴而行滞也。

◆橘枳生姜汤
橘皮一斤，生姜半斤，枳实三两。

治胸中痹塞，短气。以胃土逆升，浊气痞塞，肺无降路，是以短气。橘、姜破壅塞而降浊阴。枳实泻痞满而扫瘀腐也。

◆《外台》茯苓饮方在茯苓

即于橘枳生姜汤加参、术、茯苓。

以治痰饮，补泻并行，可谓妙矣。(《长沙药解·卷三·橘皮》)

空青

空青 味苦，性寒，入足厥阴肝经。磨翳明目，化积行瘀。

空青，清肝破滞，治目昏眼痛，赤肿障翳，通经下乳，利水消癥。

石子如卵，内含水浆，摇之有声，其名空青，点久年翳膜青盲。壳亦磨障，亦有内裹白面者，搽肿毒疮疖甚效。亦空青之别种，极难得也。(《玉楸药解·卷三·金石部·空青》)

苦参

苦参 味苦，性寒，入足厥阴肝、足太阳膀胱经。清乙木而杀虫，利壬水而泻热。

苦参，苦寒之性，清乙木之瘀热而杀虫蛋，泻壬水之热涩而开癃闭。其诸主治，疗鼻齆，止牙痛，消痈肿，除疥癞，平瘰疬，调痔漏，治黄疸、红痢、齿衄、便血。

◆《金匮》苦参汤

苦参一斤，煎汤熏洗。

治狐惑蚀于下部者。以肝主筋，前阴者，宗筋之聚，土湿木陷，郁而为热，化生虫䘌，蚀于前阴。苦参清热而去湿，疗疮而杀虫也。

◆**当归贝母苦参丸**方在当归

用之治妊娠小便难，以土湿木陷，郁而生热，不能泄水。热传膀胱，以致便难，苦参清湿热而通淋涩也。(《长沙药解·卷二·苦参》)

款冬花 ⎯⎯⎯⎯⎯⎯⎯⎯⎯⎯⎯⎯⎯⎯⎯⎯⎯⎯●

款冬花 味辛、气温，入手太阴肺经。降冲逆而止嗽喘，开痹塞而利咽喉。

款冬，降逆破壅，宁嗽止喘，疏利咽喉，洗涤心肺，而兼长润燥。肺逆则气滞而津凝，故生烦躁。肺气清降，浊瘀荡扫，津液化生，烦躁自止。其诸主治，除肺痈脓血，去痰涕胶黏，开咽喉喘阻，润胸膈烦躁，皆去浊还清之力也。

◆**《金匮》射干麻黄汤**方在射干

用之治咳而上气，喉中如水鸡声。以其开痹而止喘也。(《长沙药解·卷三·款冬花》)

昆布 ⎯⎯⎯⎯⎯⎯⎯⎯⎯⎯⎯⎯⎯⎯⎯⎯⎯⎯⎯⎯●

昆布 味咸，性寒，入足太阳膀胱经。泻水去湿，破积软坚。

昆布咸寒清利，治气臌水胀，瘿瘤瘰疬，癀疝恶疮，与海带、海藻同功。(《玉楸药解·卷一·草部·昆布》)

裈裆灰

裈裆灰　味苦，入足少阴肾、足太阳膀胱经。泻壬水之湿寒，疗阴阳之交易。

裈裆受前阴之熏染，同类相招，善引阴邪，而通小便，故治阴阳易病，兼医女劳黄疸之病。

◆《伤寒》烧裈散

中裈近隐处剪烧灰，阴阳水服方寸匕，日三服，小便即利，阴头微肿则愈。男用女者，女用男者。

治伤寒阴阳易病。身体重，少气，少腹满，里急，或阴中筋挛，热上冲胸，头重不能举，眼中生花，膝胫拘急者。以伤寒之病，坎阳发泄，肌肤热蒸而阴精自寒。大病新愈，遽与人交，以其阴寒，传之于人。寒邪内入，直走命门，水寒木枯，筋脉紧急。缘肝主筋，筋聚于前阴而属于关节，故阴器与膝胫皆挛。裈裆灰利水道而泻阴邪也。（《长沙药解·卷四·裈裆灰》）

莱菔子

莱菔子　味辛，气平，入手太阴肺经。下气止喘，化痰破郁。

莱菔子辛烈疏利，善化痰饮，最止喘嗽，破郁止痛，利气消谷。生研，吐老痰。（《玉楸药解·卷四·果部·附谷菜部·莱菔子》）

狼牙

狼牙　味苦，性寒，入足厥阴肝经。清乙木之郁热，疗女子之阴疮。

狼牙草，苦寒清利，专洗一切恶疮。其诸主治，止便血，住下痢，疗疮疡蚀烂，治疥癣瘙痒，女子阴痒，理虫疮发痒，杀寸白诸虫。

◆《金匮》狼牙汤

狼牙三两，水四升，煮半升，以绵缠箸如茧，浸汤沥阴，日四。

治妇人少阴脉滑而数，阴中生疮，蚀烂者。尺中候肾，尺脉滑数，是木郁于水而生下热，法当阴里生疮。温热蒸腐，故剥蚀而坏烂。狼牙清郁热而达乙木，止蚀烂而消痛痒也。（《长沙药解·卷二·狼牙》）

雷丸

雷丸 味苦，性寒，入手少阴心、足厥阴肝经，杀虫解蛊，止汗除癫。

雷丸，清热疏肝，杀寸白小虫，驱风除痫，止小儿汗。久服令人阴痿。

甘草水浸，去皮，切，炮为末，扑身止汗。（《玉楸药解·卷二·木部·雷丸》）

藜芦

藜芦 味苦、辛，性寒，入足阳明胃、手太阴肺经。涌胸隔之痰涎，定皮肤之瞤惕。

藜芦，苦寒毒烈，善吐浊痰，兼治疥癣，杀诸虫，点痣，去瘜肉。

◆《金匮》藜芦甘草汤

藜芦、甘草。原方失载。

治病人手指臂肿动，身体瞤瞤者。以手之三阴，自胸走手，手之三阳，自手走头，经气郁遏，故结而为肿，郁而为动。郁极则身体眮动，不但指臂而已，此缘胸有瘀浊，阻隔经气往来之路，是以如此。甘草培其中气，藜芦吐其瘀浊，以通经气也。(《长沙药解·卷一·藜芦》)

鲤鱼

鲤鱼 味甘，性温，入足太阴脾、手太阴肺、足太阳膀胱经。降气止咳，利水消胀。

鲤鱼利水下气，治咳嗽喘促，水肿黄疸，冷气寒瘕，泄利反胃，胎动乳闭。烧灰醋和，敷一切肿毒。

常食鼻口发热，助肺火。(《玉楸药解·卷六·鳞介鱼虫部·鲤鱼》)

荔枝

荔枝 味甘，性温，入足太阴脾、足厥阴肝经。暖补脾精，温滋肝血。

荔枝，甘温滋润，最益脾肝精血。木中温气，化火生神，人身之至宝。温气亏损，阳败血寒，最宜此味。功与龙眼相同，但血热宜龙眼，血寒宜荔枝。木郁血热，火泄金燔者，食之则龈肿鼻衄，非所当服。

干者味减，不如鲜者，而气质和平，补益无损，不至助火生热，则大胜鲜者。其功生津止渴，悦色益颜，发痘消疮，治肿疔、瘰疬、赘瘤之类。

荔枝核治㿗疝囊肿。(《玉楸药解·卷四·果部·荔枝》)

栗子

栗子 味甘、咸，气平，入足太阴脾、足少阴肾经。补中培土，养胃益脾。

《素问· 脏气法时论》：脾色黄，宜食咸、大豆、豚肉、栗、藿皆咸。戊土降于丁火，得离中之阴精，己土升于癸水，得坎中之阳气，故苦则入胃，咸则归脾。栗子咸甘入脾，补中助气，充虚益馁。培土实脾，诸物莫逮，但多食则气滞难消，少啖则气达易克耳。生食治腰腿不遂，生嚼涂筋骨碎断。又消肿痛，行瘀血，破痃癖，去恶刺，出箭头，止鼻衄，敛泄利。

风干者佳。

壳止便血。

壳内薄皮，治骨鲠。（《玉楸药解·卷四·果部·栗子》）

连翘

连翘 味苦，性凉，入足太阴脾、足太阳膀胱经。清丁火而退热，利壬水而泻湿。

连翘，清心泻火，利水开癃，善除郁热之证，尤能行血通经，凉营散结，疗痈疽瘰疬之病，擅消肿排脓之长。

◆《伤寒》麻黄连翘赤小豆汤

麻黄二两，生姜二两，甘草一两，大枣十二枚，生梓白皮一斤，杏仁四十枚，连翘二两，赤小豆一升。

治太阴伤寒，瘀热在里，身必发黄。以太阴湿旺，胃土贼于甲木，肺金刑于相火，木火郁遏，湿化为热，则发黄色。缘肺热则水道不利，湿无泄路，木主五色，入土而化黄也。甘、枣、生姜，补土和中，麻黄泻皮毛之郁，杏仁降

130

肺气之逆，生梓白皮清相火而疏木，连翘、小豆，泻湿热而利水也。(《长沙药解·卷四·连翘》)

莲子

莲子 味甘，性平，入足太阴脾、足阳明胃、足少阴肾、手阳明大肠经。养中补土，保精敛神，善止遗泄，能住滑溏。

莲子，甘平，甚益脾胃，而固涩之性，最宜滑泄之家，遗精便溏，极有良效。

心名莲薏，苦寒泻火，治心烦上热之证。阳虚火败，去心用。

附：莲房、莲蕊、荷蒂

莲房，止崩漏诸证。

莲蕊，固精止血，悦色乌须。

荷蒂，能领诸药，直至巅顶。(《玉楸药解·卷四·果部·莲子》)

林檎

林檎 味酸，性涩，气平，入手太阴肺经。生津解渴，下气消痰。

林檎，酸涩收敛，治肺热消渴，疗滑肠泄利。(《玉楸药解·卷四·果部·林檎》)

羚羊角

羚羊角 味苦、咸，微寒，入足厥阴肝经。清风明目，泄热舒筋。

羚羊角，清散肝火，治心神惊悸，筋脉挛缩，去翳明目，破瘀行血，消瘰

瘀毒肿，山水癥疬。平肝，治胀满，除腹胁疼痛。(《玉楸药解·卷五·禽兽部·羚羊角》)

刘寄奴 •

    刘寄奴　味苦，微温，入足厥阴肝经。活血行瘀，化癥破结，善行瘀血，凡经期产后、汤火跌扑、血瘀诸证俱瘳，止便溺失血，金疮不收口并捷。(《玉楸药解·卷一·草部·刘寄奴》)

硫黄 •

    硫黄　味酸，性温，入足太阴脾、足少阴肾、足厥阴肝经。驱寒燥湿，补火壮阳。

    石硫黄温燥水土，驱逐湿寒，治虚劳咳嗽，呕吐泄利，衄血便红，冷气寒瘕，腰软膝痛，阳痿精滑，痈疽痔瘘，疥癣癫秃。敷女子阴痒，洗玉门宽冷，涂齇疱疔耳，消胬肉顽疮。

    入萝卜内，稻糠火煨熟，去其臭气，研细用。

    硝石能化硫为水，以竹筒盛埋马粪中，一月成水，名硫黄液。(《玉楸药解·卷三·金石部·硫黄》)

龙胆草 •

    龙胆草　味苦，大寒，入足厥阴肝、足少阳胆经。清肝退热，凉胆泻火。

    龙胆草，除肝胆郁热，治眼肿赤痛，胬肉高起，疗臌疸发黄，膀胱热涩，

除咽喉肿痛诸证。中寒者勿服。(《玉楸药解·卷一·草部·龙胆草》)

龙骨

龙骨 味咸，微寒，性涩，入手少阴心、足少阴肾、足厥阴肝、足少阳胆经。敛神魂而定惊悸，保精血而收滑脱。

龙骨蛰藏闭涩之性，保摄精神，安惊悸而敛疏泄，凡带浊遗泄，崩漏吐衄，一切失精亡血之证皆医。断鬼交，止盗汗，除多梦，敛疮口，涩肠滑，收肛脱。

白者佳，煅，研细用。

◆《金匮》桂枝龙骨牡蛎汤

桂枝三两，芍药三两，甘草二两，生姜三两，大枣十二枚，龙骨二两，牡蛎三两。

治虚劳，失精血，少腹弦急，阴头寒，目眩发落，脉得芤动微紧虚迟者。凡芤动微紧虚迟之脉，是谓清谷亡血失精之诊，男子得之，则为失精，女子得之，则为梦交。以水寒土湿，风木疏泄，精血失藏故也。相火升泄，则目眩发落。风木郁陷，则少腹弦急。桂枝、芍药，达木郁而清风燥，甘、枣、生姜，补脾精而调中气，龙骨、牡蛎，敛精血之失亡也。

◆《伤寒》桂枝甘草龙骨牡蛎汤

桂枝一两，甘草二两，龙骨二两，牡蛎二两。

治太阳伤寒火逆，下后，因烧针烦躁者。火逆之证，下之亡其里阳，又复烧针发汗，亡其表阳，神气离根，因至烦躁不安。桂枝、甘草，疏木郁而培中宫，龙骨、牡蛎，敛神气而除烦躁也。

◆桂枝去芍药加蜀漆龙骨牡蛎汤

桂枝三两，甘草二两，大枣二两，生姜三两，龙骨四两，蜀漆三两，牡蛎五两。

治太阳伤寒，脉浮，火劫亡阳，惊狂，起卧不安者。以火逼汗多，因致阳亡。君火飞腾，神魂失根，是以惊生。浊阴上逆，迷失心宫，是以狂作。龙骨、牡蛎，敛神魂而止惊，加蜀漆以吐瘀浊，去芍药之泻阳气也。

◆柴胡加龙骨牡蛎汤

柴胡四两，半夏二合，人参两半，大枣六枚，生姜两半，牡蛎二两半，桂枝两半，茯苓两半，铅丹两半，大黄一两，龙骨两半。

治少阳伤寒，下后，胸满烦惊谵语，小便不利，一身尽重，不可转侧者。以下败里阳，胆气拔根，是以惊生。甲木逆冲，是以胸满。相火升炎，故心烦而语妄。水泛土湿，故身重而便癃。大枣、参、苓，补土而泻水，大黄、柴、桂，泻火而疏木，生姜、半夏，下冲而降浊，龙骨、牡蛎、铅丹，敛魂而镇逆也。（《长沙药解·卷四·龙骨》）

蝼蛄

蝼蛄 味咸，性寒，入足太阴膀胱经。利水消肿，开癃除淋。

蝼蛄咸寒，清利膀胱湿热，消水病胀满，小便淋沥，下胎衣，平瘰疬，出针刺，拔箭镞。腰前甚涩，能止大小便，腰后甚利，能利大小便。

研细，吹鼻中，即出黄水，管吹茎内，立开小便，功力甚捷。（《玉楸药解·卷六·鳞介鱼虫部·蝼蛄》）

漏芦

漏芦 味咸，微寒，入足少阴肾、足厥阴肝经。利水秘精，凉血败毒。

漏芦，咸寒，利水泻湿，清肝退热，治失溺遗精，淋血便红，眼痛目赤，背疽乳痈，痔瘘瘰疬，白秃金疮，历节带下，泄利。抬一切虫伤跌打，恶疮毒肿。排脓止血，服浴皆善。下乳汁最捷。(《玉楸药解·卷一·草部·漏芦》)

芦根

芦根 味甘，性寒，入手太阴肺、足阳明胃经。降逆止呕，清热除烦。

芦根，清降肺胃，消荡郁烦，生津止渴。除呕下食，治噎哕懊侬之证。

附：芦笋、芦叶、䉛

芦笋，清肺止渴，利水通淋，解鱼肉药箭诸毒。

芦叶，清肺止呕，治背疽肺痈。灰汁煎膏，蚀瘀肉，去黑痣。

䉛，治金疮瘢痕。(《玉楸药解·卷一·草部·芦根》)

芦荟

芦荟 味苦，性寒，入足厥阴肝经。杀虫消痔，退热除疳。

芦荟，清热杀虫，治痔瘘疥癣。

亦名象胆。(《玉楸药解·卷二·木部·芜荑》)

炉甘石

炉甘石 味甘，气平，入手太阴肺经。明目退翳，收敛疮肉。

炉甘石，清金燥湿，治眼病红肿，翳障，弦烂泪流，兼医痔瘘下疳，止血消毒，并疗阴囊湿痒。

炉甘石，生金银矿，秉寒肃燥敛之气，最能收湿合疮，退翳除烂。但病重根深，不能点洗收效，必须服药饵，用拔本塞源之法。若眼科诸言，一派胡说，不可服也。

煅红，童便浸数次，水洗，研细，水飞。(《玉楸药解·卷三·金石部·炉甘石》)

硇砂

硇砂 味辛，性温，入足太阴脾、手太阴肺经。攻坚破结，化痞磨癥。

硇砂，辛烈消克，治气块血癥、老翳胬肉、停食宿脍，疣痣赘瘤之属。《本草》谓其暖胃益阳，消食止嗽，备载服食之法。如此毒物，能使金石销毁，何可入腹？但宜入膏散外用耳。

西番者佳。(《玉楸药解·卷三·金石部·硇砂》)

鹿角胶

鹿角胶 味辛、咸，微温，入足少阴肾、足厥阴肝经。补肾益肝，敛精止血。

鹿角胶温补肝肾，滋益精血，治阳痿精滑，鬼交梦遗，吐衄崩带，腰疼膝痛，疮疡毒肿，跌打损伤，宜子安胎，补虚回损。功效极多，但性滞不宜脾胃，中焦郁满者，切忌服之。

蛤粉炒，研用。

生研，酒服，行瘀血肿毒，涂抹亦良。

炼霜熬膏，专补不行。胶霜功同，而霜不胶黏，似胜。(《玉楸药解·卷五·禽兽部·鹿角胶》)

鹿茸 ●

鹿茸 味辛，微温，入足少阴肾、足厥阴肝经。生精补血，健骨强筋。

鹿茸补益肾肝，生精补血，最壮筋骨，治阳痿精滑、鬼交梦泄、崩漏带浊、腰疼膝软、目眩耳聋诸证。

酥炙用。研碎，酒煮，去渣，熬浓，重汤煮成膏，最佳。(《玉楸药解·卷五·禽兽部·鹿茸》)

螺蛳 ●

螺蛳 味甘，性寒，入足太阳膀胱经。清金止渴，利水泻热。

螺蛳清金利水，泻湿除热，治水肿胀满，疗脚气黄疸、淋沥消渴、疥癣瘰疬、眼病脱肛、痔瘘痢疾、一切疔肿之证。煮汁，疗热醒酒。

水田、江湖、溪涧诸螺，性同，敷饮皆效。(《玉楸药解·卷六·鳞介鱼虫部·螺蛳》)

蔄茹 ●

蔄茹 味辛，微寒，入足厥阴肝经。行老血，破宿癥，扫除凝血，消磨瘀肉。

蔄茹，有去腐决壅之力，《素问》同乌贼骨治妇人血枯，王氏以为去恶也。

（《玉楸药解·卷一·草部·茼茹》）

绿矾

绿矾　味酸，性凉，入手太阴肺、手阳明大肠经。消痈化积，止血平疮。

绿矾，燥烈收涩，治痰涎疟利，积聚胀满，喉痹牙虫，耳疮眼疼，弦烂水肿，崩中便血，疥癣秃疮之烂蛆生者。亦外用，未可轻服。（《玉楸药解·卷三·金石部·绿矾》）

绿蜻蜓

绿蜻蜓　味咸，微温，入足少阴肾、足厥阴肝经。强筋壮阳，暖水秘精。

绿蜻蜓，温暖肝肾，治阳痿精滑。

近时房中药，多用红色者。（《玉楸药解·卷六·鳞介鱼虫部·绿蜻蜓》）

麻黄

麻黄　味苦、辛、气温，入手太阴肺、足太阳膀胱经。入肺家而行气分，开毛孔而达皮部，善泻卫郁，专发寒邪。治风湿之身痛，疗寒湿之脚肿，风水可驱，溢饮能散。消咳逆肺胀，解惊悸心忡。

肝司营血，中抱阳魂，其性温暖而发散，肺司卫气，内含阴魄，其性清凉而收敛。卫气清敛，则孔窍阖而寒不能伤，泄之以风，窍开而汗出，卫气失其收敛之性，故病中风。营血温散，则孔窍开而风不能中，闭之以寒，窍合而汗收，营血失其发散之性，故病伤寒。但卫性收敛，风愈泄而卫愈敛，则遏闭营血而生里热，营性发散，寒愈闭而营愈发，则裹束卫气而生表寒。以营血温升，则化火而为热，卫气清降，则化水而为寒，营郁而发热，卫闭而恶寒者，其性然也。风伤卫而营郁，故用桂枝以泻营，寒伤营而卫闭，故用麻黄以泻卫。桂枝通达条畅，专走经络而泻营郁，麻黄浮散轻飘，专走皮毛而泻卫闭，窍开汗出，则营卫达而寒热退矣。

麻黄发表出汗，其力甚大，冬月伤寒，皮毛闭塞，非此不能透发。一切水湿痰饮，淫溢于经络关节之内，得之霍然汗散，宿病立失。但走泻真气，不宜虚家。汗去阳亡，土崩水泛，阴邪无制，乘机发作，于是筋肉瞤动，身体振摇，惊悸奔豚诸证风生，祸变非常，不可不慎！

盖肾主五液，入心为汗，非血不酿，非气不酝，非水不变，非火不化。鼎沸而露滴者，水热而气暖也，身劳而出汗者，火动而血蒸也。汗出而温气发泄，是以战栗而振摇。所谓夺汗者无血，夺血者无汗，以其温气之脱泄，非谓汗血之失亡。

阳者，阴之神魂，阴者，阳之体魄。体魄者，神魂之宫室，神魂者，宫室之主人。上士重其人而轻其宫，人存而宫亦修，下士贱其主而贵其室，主亡而室亦坏矣。

煮去沫用。

根节止汗，发表去其根节，敛表但用根节。

◆《伤寒》麻黄汤

麻黄三两，桂枝二两，甘草一两，杏仁七十枚。

治太阳伤寒，头痛恶寒，无汗而喘。以卫性敛闭，营性发扬，寒伤营血，闭其皮毛，是以无汗。肺气壅遏，是以发喘。寒愈闭而营愈发，裹束卫气，不得外达，是以恶寒。甘草保其中气，桂枝发其营郁，麻黄泻其卫闭，杏仁利其肺气，降逆而止喘也。

◆大青龙汤

麻黄六两，桂枝二两，杏仁五十枚，甘草二两，生姜三两，大枣十二枚，石膏如鸡子大。

治太阳中风，脉紧身痛，发热恶寒，烦躁无汗。以风中卫气，卫敛而风不能泄，是以无汗。遏闭营血，内热郁隆，是以烦躁。病虽中风，而证同伤寒，桂枝不能发矣。甘、枣补其脾精，桂枝发其营郁，麻黄泻其卫闭，杏、姜利肺壅而降逆气，石膏清肺热而除烦躁也。

◆小青龙汤

麻黄三两，桂枝三两，芍药三两，甘草二两，半夏三两，五味半升，细辛三两，干姜三两。

治太阳伤寒，心下有水气，干呕，发热而咳。以水饮中阻，肺胃不降，浊气逆冲，故作呕咳。甘草培其土气，麻、桂发其营卫，芍药清其经热，半夏降胃逆而止呕，五味、细辛、干姜，降肺逆而止咳也。《金匮》以治痰饮咳逆倚息者，使水饮化气，而随汗泄，降以五味、姜、辛，咳逆自平也。又以大、小青龙，通治溢饮。以饮水流行，归于四肢，不能化汗而外泻，则水饮注积，遏阻卫气，以致身体疼重。麻黄发汗，泻其四末之集水也。

◆麻杏甘石汤

麻黄四两，杏仁五十枚，甘草二两，石膏半斤。

治太阳伤寒，汗下后，汗出而喘，无大热者。以经热未达，表里郁蒸，故汗出而喘。麻黄泻卫，甘草保中，杏仁降其逆气，石膏清其郁热也。

◆麻黄附子细辛汤

麻黄二两，附子一枚，细辛二两。

治少阴病，反发热，脉沉者。以少阴脉沉而身反发热，则里寒已作而表寒未退。麻黄发其表寒，附子驱其里寒，细辛降其阴邪也。

◆ 麻黄附子甘草汤

麻黄二两，附子一枚，甘草二两。

治少阴病，得之二三日，无里证者。以脉见沉细，经是少阴，而里证未作，宜解表寒。麻黄轻发其表，附子重暖其里，甘草培其中气也。

◆ 麻黄升麻汤

麻黄二两半，升麻一两一分，萎蕤十八铢，石膏六铢，知母十八铢，当归一两一分，芍药六铢，黄芩十八铢，桂枝六铢，茯苓六铢，白术六铢，甘草六铢，干姜六铢，天冬六铢。

治厥阴伤寒，大下后，咽喉不利，吐脓血，泄利不止者。以下后中气寒湿，相火上逆，刑辛金而为脓血，风木下陷，贼己土而为泄利。姜、甘、苓、术，温中燥土，知、膏、冬、蕤，清肺热而生津，归、芍、芩、桂，滋肝燥而升陷，升麻理其咽喉，麻、杏泻其皮毛也。

◆ 《金匮》麻杏薏甘汤

麻黄五钱，杏仁十枚，薏苡五钱，甘草一两。

治风湿发热身疼，日晡所剧。以汗出当风，闭其皮毛，汗热郁遏，淫溢窍隧，日晡湿动，应候而剧。甘草、薏苡，补土而燥湿，杏仁利气而破壅，麻黄开窍而发汗也。

◆ 越婢汤

麻黄六两，石膏半斤，甘草二两，大枣十五枚，生姜三两。

治风水身肿，脉浮汗出，恶风。以汗出遇风，窍闭汗阻，淫溢经隧，壅遏卫气，而为浮肿。麻黄发皮毛而泻水，石膏清肺金而泻热，甘、枣、生姜，补脾精而和中也。

◆麻黄附子汤

麻黄三两，甘草一两，附子一枚。即少阴麻黄附子甘草方，而分两不同。

治水病，脉沉小，属少阴，虚肿者。以土弱阳飞，肾寒水胀，流溢经络，而为浮肿。甘草、附子，补土而暖肾，麻黄发表而泻水也。

风湿与风水，皆汗为风闭，而湿则未至成水，其证稍异。缘有内水，不但表寒，故多用麻黄。（《长沙药解·卷三·麻黄》）

麻子仁 ⎯⎯⎯⎯⎯⎯⎯⎯⎯⎯⎯⎯⎯⎯⎯⎯●

麻仁　味甘，气平，性滑，入足阳明胃、手阳明大肠、足厥阴肝经。润肠胃之约涩，通经脉之结代。

麻仁滑泽通利，润大肠而滋经脉，隧路梗涩之病宜之。

去壳，炒，研用。

◆《伤寒》麻仁丸

麻子仁二升，芍药半斤，杏仁一斤，去皮尖，炒用，研如脂，大黄一斤，厚朴一斤，枳实半斤。末，炼蜜丸梧子大，饮服十丸，日三服。渐加。

治阳明病，脾约便难。以脾气约结，糟粕不能顺下，大肠以燥金主令，敛涩不泄，日久消缩，约而为丸。燥结不下，是以便难。麻仁、杏仁，润燥而滑肠，芍药、大黄，清风而泻热，厚朴、枳实，行滞而开结也。

◆炙甘草汤方在甘草

用之治少阳病，脉结代，心动悸者，以其养血而润燥也。（《长沙药解·卷一·麻仁》）

马勃

马勃　治咽喉痹痛，久嗽失声，骨鲠吐衄。马勃亦名牛屎菰。(《玉楸药解·卷五·禽兽部·牛肉》)

马兜铃

马兜铃　味苦，气寒，入手太阴肺经。清肺降逆，定喘止嗽。

马兜铃，苦寒泻火，清肺下冲，治咳逆痰喘、痔瘘肿痛，能解蛇虫之毒。多用则吐。(《玉楸药解·卷一·草部·马兜铃》)

马兰

马兰　味辛，气平，入手太阴肺、足厥阴肝经。止血破瘀，消疳除疟。

马兰，调营养血，破旧生新，治吐衄疟痢，消酒疸水肿，腹痛肠澼，喉痹口紧，疗金疮折损，解蛊毒蛇伤，菌毒痔疮。(《玉楸药解·卷一·草部·马兰》)

马肉

马肉　味辛、苦，性寒，入足阳明胃、手太阴肺经。清金下气，壮骨强筋。

马肉，辛冷，无补益。

骏马，肉有毒，醇酒、杏、芦、菔汁解。

附：马肝、白马溺

马肝有毒。《汉书》：文成食马肝死。景帝曰：食肉不食马肝，马肝大毒，入肠则死。栗杵灰汁浸洗，白沫出，解。

白马溺治积聚癥瘕。祖台之《志怪》载治鳖瘕事。(《玉楸药解·卷五·禽兽部·马肉》)

马通

马通　味辛，温，入足厥阴肝经。最能敛气，长于止血。

白马，通性善摄血，其诸主治，专止吐衄崩漏诸血。

◆《金匮》柏叶汤 方在柏叶

用之治吐血不止，以其敛气而收血也。(《长沙药解·卷二·马通》)

玛瑙

玛瑙　味辛，气平，入手太阴肺经。点眼去翳，熨目消红。

玛瑙，磨翳退障，存此一说可也，至于收功奏效，则未能矣。(《玉楸药解·卷三·金石部·玛瑙》)

麦门冬

麦冬　味甘，微凉，入手太阴肺、足阳明胃经。清金润燥，解渴除烦，凉肺热而止咳，降心火而安悸。

麦冬，清凉润泽，凉金泻热，生津除烦、泽枯润燥之上品。然无益中虚肺热之家，率因阳衰土湿，中气不运，胃胆上逆，相火刑金，原非实热之证。盖土湿胃逆，则肺胆不得右降，以土者四象之中气，毂败则轴折，轮辐不转，自然之理。戊土上壅，浊气填塞，肺胆无下降之路，此相火刑金之原也。金受火刑，失其清肃降敛之性，嗽喘吐衄，于是生焉。但服清润，阴旺湿滋，中气愈败，胃土更逆，上热弥增。是以虚劳淹滞，非无上热，而清金润肺之法，绝不能效，以救其标而伤其本也。此宜金土同医，故仲景用麦冬，必与参、甘同剂。麦冬而得人参，清金益气，生津化水，雾露泛洒，心肺肃凉。洗涤烦躁之法，至为佳妙也。其诸主治，安魂魄，除烦悸，疗喉疮，治肺痿，解消渴，平咳嗽，止吐衄，下痰饮，利水湿，消浮肿，下乳汁，通经水。

◆《金匮》麦门冬汤

麦冬七升，半夏一升，粳米三合，人参二两，甘草一两，大枣十二枚。

治咳嗽，火逆上气，咽喉不利。以肺胃上逆，相火刑金，麦冬、半夏，清金泻火而降逆，甘、枣、参、粳，补中化气而生津也。

◆《伤寒》炙甘草汤 方在甘草

用之治少阳伤寒，脉结代，心动悸者。以少阳相火不降，致累君火，逆升而生烦悸，麦冬清心而宁神也。

薯蓣丸方在薯蓣、竹叶石膏汤方在竹叶，皆用之，以清金而润燥也。(《长沙药解·卷三·麦冬》)

蔓荆子 ————————————●

蔓荆子 味苦，微温，入足厥阴肝经。泻风湿，清头目。

蔓荆子，发散风湿，治麻痹拘挛、眼肿头痛之证。

头目疼痛，乃胆胃逆升，浊气上壅所致，庸医以为头风，而用蔓荆子发散之药，不通极矣！诸家本草，皆出下士之手，此等妄言，不胜其数。（《玉楸药解·卷二·木部·蔓荆子》）

芒硝 ————————————————————————————●

芒硝　味咸、苦、辛，性寒，入手少阴心、足太阳膀胱经。泻火而退燔蒸，利水而通淋沥。

芒硝，咸苦大寒，下清血分，泻火救焚，软坚破积，利水道而通淋涩，利谷道而开结闭。结热瘀蒸，非此不退，宿痰老血，非此不消，寒泻之力，诸药不及。

◆《伤寒》柴胡加芒硝汤

柴胡半斤，黄芩三两，半夏半升，人参三两，甘草三两，大枣十二枚，生姜三两，芒硝六两。

治少阳伤寒，十三日不解，胸胁满而呕，日晡所发潮热，已而微利者。伤寒之证，六日经尽当解，自能汗愈。迟者，十二日再经解矣。若十三日不解，已过再经之期，此非入脏，即是入腑，必不在经中也。其胸胁痞满，而作呕吐，是少阳经证。日晡所发潮热，已而微利者，是阳明腑证。以少阳之经，循胸胁而走足，经病被侵胃腑，胃腑被逼，逆而上行，阻格少阳下降之路，二气壅塞，故胸胁痞满。胃腑郁迫，故水谷莫容，而生呕利。少阳以甲木而化相火，传于戊土，则胃腑生热。阳明以戊土而化燥金，日晡土金旺相之时，故腑热应期，发如潮信。经腑双病，此本大柴胡证，外解其经而内下其腑，一定之法。乃已曾用丸药下过，缓不及事，而又遗其经证，是以犹见微利。宜先以小柴胡解其经病，后以柴胡而加芒硝，清其腑热。缘已服丸药，无须用大黄也。

◆《金匮》木防己去石膏加茯苓芒硝汤

木防己三两，人参四两，桂枝二两，茯苓四两，芒硝三合。

治支饮在胸，喘满，心下痞坚，面黧黑，脉沉，服木防己汤，三日复发，复与不愈者。以土湿木郁，而生下热，去石膏之清上，加茯苓以泻湿，芒硝以清热也。

◆《伤寒》大承气汤 方在大黄

用之治阳明病，胃热便难，所以泻阳明之燥热也。

◆大陷胸汤 方在大黄

用之治太阳病结胸，所以泻胸膈之湿热也。

◆《金匮》大黄牡丹皮汤 方在大黄

用之治肠痈脓成，脉洪数者，所以泻肠中之瘀热也。（《长沙药解·卷四·芒硝》）

没食子 ●

没食子 味苦，微温，入足少阴肾、足厥阴肝经。补精血，乌须发。

没食子，性气温涩，治虚冷滑泄，赤白痢疾。合药染须。烧灰扑汗，治阴汗。

亦名无余子。

焙，研屑用。（《玉楸药解·卷二·木部·没食子》）

没药

没药　味苦，气平，入足厥阴肝经。破血止痛，消肿生肌。

没药，破血行瘀，化老血宿癥，治痈疽痔漏、金疮杖疮、跌扑损伤、一切血瘀肿痛，疗经期产后、心腹疼痛诸证。

制同乳香。（《玉楸药解·卷二·木部·没药》）

䗪虫

䗪虫　味甘，微寒，入足厥阴肝经。善破瘀血，能化宿癥。

䗪虫，苦寒，专破浮结之血，最堕胎孕。

炒枯，去翅足，研细用。

◆**《金匮》抵当汤**方在大黄

用之治血结膀胱，少腹硬满。

◆**大黄䗪虫丸**方在大黄

用之治虚劳腹满，内有干血，以其破瘀而消癥也。（《长沙药解·卷二·䗪虫》）

礞石

青礞石　味咸，气平，入手太阴肺、足太阴脾经。化痰消谷，破积攻坚。

青礞石，重坠下行，化停痰宿谷，破硬块老痰。其性迅利，不宜虚家。庸工有滚痰丸方，用礞石、大黄，泻人中气，最可恶也。（《玉楸药解·卷三·金

密蒙花

密蒙花 味甘，微寒，入足厥阴肝经。清肺润燥，明目去翳。

密蒙花，清肝明目，治红肿翳障。庸工习用，不效也。治病不求其本，不解眼病根源，浪用一切清凉发散之药，百治不得一效，此庸工之所以庸也。（《玉楸药解·卷二·木部·密蒙花》)

密陀僧

密陀僧 味辛，气平，入足厥阴肝经。宁嗽止惊，化积杀虫。

密陀僧，沉坠下行，能降痰止吐，化积除惊，宁嗽断痢，止血消肿，平痔瘘汗斑、口疮鼻齇、臁疮骨疽之属。

研细，水飞。（《玉楸药解·卷三·金石部·密陀僧》)

牡丹皮

牡丹皮 味苦、辛，微寒，入足厥阴肝经。达木郁而清风，行瘀血而泻热，排痈疽之脓血，化脏腑之癥瘕。

牡丹皮，辛凉疏利，善化凝血而破宿癥，泻郁热而清风燥。缘血统于肝，肝木遏陷，血脉不行，以致瘀涩而生风热。血行瘀散，则木达风清，肝热自退也。其诸主治，通经脉，下胞胎，清血热，凉骨蒸，止吐衄，断淋沥，安扑损，续折伤，除癞风，消偏坠。

◆**《金匮》肾气丸**方在地黄

用之治消渴，小便反多。以肝木藏血而性疏泄，木郁血凝，不能疏泄水道，风生而燥盛，故上为消渴而下为淋涩。及其积郁怒发，一泄而不藏，则膀胱失约而小便不禁。丹皮行血清风，调通塞之宜也。

◆**鳖甲煎丸**方在鳖甲

用之治久疟而为癥瘕。

◆**桂枝茯苓丸**方在桂枝

用之治妊娠宿有癥瘕。

◆**温经汤**方在茱萸

用之治带下，瘀血在腹。

◆**大黄牡丹皮汤**方在大黄

用之治肠痈脓成，其脉洪数，以其消癥瘀而排脓血也。（《长沙药解·卷二·牡丹皮》）

牡蛎　　　　　　　　　　　　　　　　　　　　　●

牡蛎　味咸，微寒，性涩，入手少阴心、足少阴肾经。降胆气而消痞，敛心神而止惊。

牡蛎，咸寒降涩，秘精敛神，清金泻热，安神魂而保精液。凡心悸神惊、遗精盗汗之证皆医，崩中带下、便滑尿数之病俱疗。善消胸胁痞热，缘少阳之经，逆而不降，则胸胁硬满，而生瘀热，牡蛎降摄君相之火，甲木下行，经气松畅，硬满自消。一切痰血癥瘕、瘿瘤瘰疬之类，得之则化，软坚消痞，功力

150

独绝，粉身止汗最良。

煅粉，研细用。

◆《伤寒》牡蛎泽泻散

牡蛎、泽泻、海藻、蜀漆、葶苈、商陆根、栝蒌根等分。为散，白饮和服方寸匕。小便利，止服。

治大病差后，从腰以下有水气者。大病新瘥，汗下伤中，之后脾阳未复，不能行水，从腰以下，渐有水气。牡蛎、栝蒌，清金而泻湿，蜀漆、海藻，排饮而消痰，泽泻、葶苈、商陆，决州都而泻积水也。

◆《伤寒》小柴胡汤 方在柴胡

治少阳伤寒，胁下痞硬，去大枣，加牡蛎，以其软坚而消痞也。

◆柴胡桂枝干姜汤 方在干姜

用之治少阳伤寒，汗下后胸胁满结者，以其化结而消满也。

◆《金匮》栝蒌牡蛎散 方在栝蒌

用之治百合病，渴不差者，以其凉金而泻热也。

◆白术散 方在白术

用之养妊娠胎气，以其消瘀而除烦也。

《金匮》桂枝龙骨牡蛎汤、《伤寒》桂枝甘草龙骨牡蛎汤、桂枝去芍药加蜀漆龙骨牡蛎汤、柴胡加龙骨牡蛎汤诸方并在龙骨皆用之，以其敛神而止惊也。（《长沙药解·卷四·牡蛎》）

木鳖子

木鳖子 味苦，微温，入足厥阴肝经。软坚化结，消肿破瘀，治恶疮乳痈、痔瘘瘿瘤、瘰疬粉刺、黚斑癣块、疝气之证。

番木鳖，治喉痹。(《玉楸药解·卷一·草部·木鳖子》)

木芙蓉

木芙蓉 味辛，气平，入手太阴肺、足厥阴肝经。清风泻热，凉血消毒。

木芙蓉，清利消散，善败肿毒，一切疮疡，大有捷效。涂饮俱善。(《玉楸药解·卷二·木部·木芙蓉》)

木瓜

木瓜 味酸，性涩，微寒，入手太阴肺、足厥阴肝经。敛肠止泄，逐湿舒筋。

木瓜，酸敛收涩，能敛肺固肠，燥土泻肝，治霍乱吐利、腹痛转筋，疗脚气，治中风筋挛骨痛，其主治诸病，总皆寒湿之邪，但用木瓜，终难成效。《本草》谓其性温，止泄而搪积。

瓜汁寒脾，冷饮立生泄利。虽能泻肝止痛，而土虚木贼，最忌酸收。功止的治标，未能无弊，何如苓、桂、姜、甘温燥之品，效大而力捷也。

木瓜鲜者，糖饯，敛肺止渴。(《玉楸药解·卷四·果部·木瓜》)

木通

　　木通　味辛，气平，入足太阳膀胱经。通经利水，渗湿清热。

　　木通，孔窍玲珑，通利窍隧，利水开癃，渗泻膀胱湿热。庸工利水方中，率多用之，而绝不得效。本草诸家，未参验耳。（《玉楸药解·卷一·草部·木通》）

木香

　　木香　味辛，微温，入足太阴脾、足阳明胃经。止呕吐泄利，平积聚癥瘕，安胎保妊，消胀止痛。

　　木香，辛燥之性，破滞攻坚，是其所长。庸工以治肝家之病。则不通矣。肝以风木之气，凡病皆燥，最不宜者。

　　面煨实大肠，生磨消肿病。（《玉楸药解·卷二·木部·木香》）

木贼

　　木贼草　味苦，微温，入足厥阴肝经。明目退翳，清风止崩。

　　木贼草，磨翳清障，除漏止崩，解肌发汗，与麻黄同性。（《玉楸药解·卷一·草部·木贼草》）

墓头回

　　墓田回　气平，入足少阴肾经。除崩止带，敛血秘精。

墓田回，治崩中带下，收敛疏泄。（《玉楸药解·卷八·杂类·墓田回》）

南星

南星 味辛，性温，入手太阴肺、足阳明胃经。降气行瘀，化积消肿。

南星，辛烈开通，治胃逆肺阻，胸隔壅满，痰涎胶塞，头目眩晕。磨积聚癥瘕，消痈疽肿痛，疗麻痹拘挛，止吐血便红，及疥癣疣赘、喉痹口疮、金疮打损、破伤中风之类。功同半夏，而猛烈过之。

水浸二三日，去其白涎，用牛胆丸套者，治痰郁肺热甚佳。（《玉楸药解·卷一·草部·南星》）

牛蒡子

牛蒡子 味苦，气平，入手太阴肺经。清风泻湿，消肿败毒。

牛蒡子发散风湿，清利咽喉，表瘾疹郁蒸，泻气臌水胀，历节肿痛之证。庸工习用小儿疹病。（《玉楸药解·卷一·草部·牛蒡子》）

牛肉

牛肉 味甘，性平，入足太阴脾、足厥阴肝经。补中培土，养血荣筋。

《素问》：肝色青，宜食甘，粳米、牛肉、枣、葵皆甘。牛肉补益脾肝，滋养血肉，壮筋强骨，治腰膝软弱，消渴癖积，涂牛皮风癣。

水牛肉，性寒，兼消水肿，利小便。

附：牛乳、牛髓、牛脑、牛胆、牛角腮、牛涎、牛溺、牛黄、败鼓皮牛乳，清肺润肠，退热止渴，疗黄疸。

牛髓，补精添力，续绝补伤。

牛脑，润皴裂，消癖积。

牛胆套南星，治惊化痰。

牛角䚡，通经破瘀，止血泄利。

牛涎，治反胃噎膈。

牛溺，治水肿尿癃。

牛黄，治惊狂风热。

败鼓皮，治蛊毒淋漓。（《玉楸药解·卷五·禽兽部·牛肉》）

牛膝 ●

牛膝　味苦、酸，气平，入足太阳膀胱、足厥阴肝经，利水开淋，破血通经。

牛膝，疏利水道，治小便淋涩疼痛，疗膝胫痿痹拘挛，通女子经脉闭结。起男子宗筋软缩，破坚癥老血，消毒肿恶疮，木器刺伤。捣敷金疮，溃痈排脓。堕胎下衣、喉痹舌疮、扑伤打损、瘾疹风癞皆效。

其性下行，肝脾郁陷者勿用。（《玉楸药解·卷一·草部·牛膝》）

女贞子 ●

女贞子　味苦，气平，入足少阴肾、足厥阴肝经。强筋健骨，秘精壮阳。补益精血，长养精神。

女贞子隆冬苍翠，非其温暖之性，不能如是。（《玉楸药解·卷二·木部·女贞子》）

藕

藕　能活血破瘀，敷金疮折伤。生食清肺止渴，蒸食开胃止泄。(《玉楸药解·卷四·果部·莲子》)

蓬砂

蓬砂　味咸，性凉，入手太阴肺经。化痰止嗽，磨翳消癥。

蓬砂，消癥化瘀，治癖积翳障，胬肉结核，喉痹骨鲠。《本草》谓其化痰止嗽，清肺生津，除反胃噎膈。此非循良之性，未可服饵也。(《玉楸药解·卷三·金石部·蓬砂》)

砒霜

砒霜　味苦、辛，性热，入足太阴脾、手太阴肺、足厥阴肝经。行痰化癖，截疟除呴。

砒霜，辛热大毒，治寒痰冷癖，久疟积痢，疗痔漏瘰疬，心痛呴喘，蚀痈疽腐肉，平走马牙疳。

生名砒黄，炼名砒霜，经火更毒，得酒愈烈，过脐则生泻，服一钱杀人！(《玉楸药解·卷三·金石部·砒霜》)

枇杷

枇杷　味酸、甘，气平，入手太阴肺经，润肠解渴，止呕降逆。

枇杷，酸收降利，治肺胃冲逆，呕哕烦渴。批把叶能清金下气，宁嗽止吐。清凉泻肺，治标之品。

去毛，蜜炙，止嗽最善。(《玉楸药解·卷四·果部·枇杷》)

蒲黄 ●

蒲黄 味甘，气平，入足厥阴肝经。行瘀止血。

蒲黄，亦行瘀血而敛新血，经产、痈疽、癥瘕、跌扑能破，吐衄、崩漏、痔疮、痢疾鲜血能止，调经止带，安胎下乳，心腹诸证，下衣催生皆善。(《玉楸药解·卷一·草部·蒲黄》)

蒲灰 ●

蒲灰 味咸，微寒，入足太阳膀胱经。开膀胱之闭，泻皮肤之水。

蒲灰咸寒，直走膀胱，而清热涩，利水至捷。

◆《金匮》蒲灰散

蒲灰半斤，滑石二斤。为散，饮服方寸匕，日三服。

治小便不利。以水泛土湿，木郁生热，不能行水。热传己土，而入膀胱，膀胱热涩，小便不利。蒲灰咸寒而开闭涩，滑石淡渗而泻湿热也。(《长沙药解·卷四·蒲灰》)

蒲桃

蒲桃 味甘、酸，微寒，入手太阴肺、足太阳膀胱、足阳明胃经。清金解渴，利水除淋。蒲桃清金利水，治烦渴热淋，疗胎气冲心。其力未及西瓜，亦佳品也。

蒲桃出自西域。《汉书·西域传》：大宛诸国，富人以蒲桃作酒，藏之数十年不坏。张骞携其种来，中国始生。后人作葡萄。（《玉楸药解·卷四·果部·蒲桃》）

蛴螬

蛴螬 味咸，微寒，入足厥阴肝经。能化瘀血，最消癥块。

炒枯存性，研细用。

◆《金匮》大黄䗪虫丸方在大黄

用之治虚劳腹满，内有干血，以其破瘀而化积也。（《长沙药解·卷二·蛴螬》）

千金子

千金子 味辛，微涩，入足阳明胃、手阳明大肠、手太阳小肠、足太阳膀胱经。泻水下痰，决瘀扫腐。千金子下停痰积水，一扫而空，功力迅速，远胜他药，亦不甚伤中气。凡食积血块，老癖坚癥，经闭胞转，气臌水胀，皆有捷效。兼泻蛊毒，疗蛇咬，点黑痣赘疣，愈疥癣鼾黯。去壳服。白仁纸包，压去油，净取霜，每服十余粒。

亦名续随子。(《玉楸药解·卷一·草部·千金子》)

牵牛子

牵牛子 味甘,气寒,入足阳明胃、手阳明大肠、手太阳小肠、足太阳膀胱经。逐痰泻水,破聚决壅。

牵牛子,下停痰积水宿谷坚瘕,杀虫泻蛊,除肿消胀,溺癃便结,风刺雀斑之证皆医。功力甚猛,虚者勿服。

去皮,研末用。(《玉楸药解·卷一·草部·牵牛子》)

铅丹

铅丹 味辛,入足少阳胆经、足厥阴肝经。降摄神魂,镇安惊悸。

铅丹沉重降敛,宁神魂而安惊悸。其诸主治,疗疮疡,去翳膜。

◆ **《伤寒》柴胡加龙骨牡蛎汤** 方在龙骨

用之治少阳伤寒,胸满烦惊,以其降逆而敛魂也。(《长沙药解·卷二·铅丹》)

铅粉

铅粉 味辛,入足厥阴肝经。善止泄利,能杀蛔虫。

铅粉,燥涩之性,能杀虫蜃而止滑溏。其诸主治,止诸血,疗诸疮,续折伤,染须发。

◆**《伤寒》猪肤汤**方在猪肤

用之治少阴病，下利咽痛，以其止利而医疮也。

◆**甘草粉蜜汤**方在甘草

用之治蛔虫，吐涎心痛，以其燥湿而杀虫也。(《长沙药解·卷二·铅粉》)

前胡

前胡　味苦，微寒，入手太阴肺经。清肺化痰，降逆止嗽。

前胡，清金泻火，治气滞痰阻、咳逆喘促之证。(《玉楸药解·卷一·草部·前胡》)

芡实

芡实　味甘，性涩，入手太阴肺、足少阴肾经。止遗精，收带下。

芡实，固涩滑泄，治遗精失溺、白浊带下之病。(《玉楸药解·卷四·果部·芡实》)

茜草

茜草　味苦，微寒，入足厥阴肝经。通经脉瘀塞，止营血流溢。

茜草，亦行瘀血，敛新血，吐衄、崩漏、跌打、损伤、痔瘘、疮疖俱治。即染红茜草根。(《玉楸药解·卷一·草部·茜草》)

羌活

羌活　味苦，气平，入足厥阴肝经。通关逐痹，发表驱风。

羌活，泻湿除风，治中风痿痹㖞斜、关节挛痛、皮肤瘙痒、痈疽疥癞诸病。

独活，性同。（《玉楸药解·卷一·草部·羌活》）

蛴螬

蛴螬　味咸，微寒，入足厥阴肝经。善破癥瘕，能开燥结。

炒枯存性，研细用。

◆**《金匮》鳖甲煎丸**方在鳖甲

用之治病疟日久，结为癥瘕，以其破癥而开结也。（《长沙药解·卷二·蛴螬》）

秦艽

秦艽　味苦，气平，入足厥阴肝经。发宣经络，驱除风湿，治中风瘫痪、湿家筋挛骨痛、黄疸之证。（《玉楸药解·卷一·草部·秦艽》）

秦皮

秦皮　味苦，性寒，入足厥阴肝经。清厥阴之郁热，止风木之疏泄。

秦皮苦寒酸涩，专入厥阴，清郁蒸而收陷泄。其诸主治，通经脉，开痹塞，洗目赤，收眼泪，去瘴翳，除惊痫，收崩带，止泄痢。

◆《伤寒》白头翁汤方在白头翁

用之治热利下重者，以其清热而止利也。（《长沙药解·卷二·秦皮》）

青黛

青黛　味咸，气寒，入足厥阴肝经。清肝泻热，凉胆除蒸，敷金疮痈肿，疗恶犬毒蛇诸伤。（《玉楸药解·卷一·草部·青黛》）

青蒿

青蒿　味苦，气寒，入足厥阴肝经。清肝退热，泻湿除蒸，治骨蒸热劳，平疥癞瘙痒，恶疮久痢，去男子虱发，止金疮血流，医一切湿热之证。淋汁合和石灰，消诸瘀肉。（《玉楸药解·卷一·草部·青蒿》）

青梨

青梨　味甘、酸，微寒，入手太阴肺经。清心凉肺，止渴消痰。

青梨，甘寒清利，凉心肺烦热，滋脏腑燥渴，洗涤涩痰，疏通郁塞，滋木清风，泻火败毒，治风淫热郁，欲作痈疽痛疽之病。阴旺土湿者忌之，泻胃滑肠，不可恣食。上热者，取汁温服。点眼病赤肿胬肉。（《玉楸药解·卷四·果部·青梨》）

青皮

青皮 破滞攻坚，伐肝泻肺。庸工最肯用之。(《玉楸药解·卷四·果部·黄橘》)

青葙子

青葙子 味苦，微寒，入足厥阴肝经。清肝泻热，明目驱风，治眼病赤肿，红翳青盲。此庸工习用之药。(《玉楸药解·卷一·草部·青葙子》)

轻粉

轻粉 味辛，性寒，入足少阴肾、足厥阴肝经。搽疥癣，涂杨梅。

轻粉，辛冷毒烈，服之筋骨拘挛，齿牙脱落。庸工用治杨梅恶疮，多被其毒，不可入汤丸也。《本草》谓其治痰涎积滞，气臌水胀。良药自多，何为用此！

轻粉即水银、盐、矾升炼而成者，其性燥烈，能耗血亡津，伤筋损骨。(《玉楸药解·卷三·金石部·轻粉》)

蚯蚓土

蚯蚓土 味咸，微寒，入手少阴心经。除湿热，消肿毒。

蚯蚓土，清热消肿，敷乳吹卵肿，耵耳痄腮，一切肿毒，少腹小便胀闭。(《玉楸药解·卷六·鳞介鱼虫部·蚯蚓土》)

瞿麦

瞿麦 味苦，微寒，入足厥阴肝、足太阳膀胱经。利水而开癃闭，泻热而清膀胱。

◆《金匮》栝蒌瞿麦丸方在栝蒌

用之，治内有水气，渴而小便不利者，以其通水道而利小便也。又能行血。

◆鳖甲煎丸方在鳖甲

用之，以清湿热而破血积也。瞿麦渗利疏通，善行血梗而达木郁，木达而疏泄之令畅，故长于利水。其诸主治，清血淋，通经闭，决痈脓，落胎妊，破血块，消骨鲠，出竹刺，拔箭镞，皆其疏决开宕之力也。(《长沙药解·卷四·瞿麦》)

全蝎

全蝎 味辛，气平，入足厥阴肝经，穿筋透节，逐湿除风。

全蝎，燥湿驱风，治中风㖞斜瘫痪、小儿惊搐、女子带下诸证。此亦庸工习用之物。诸如此种，大方之家，概不取也。(《玉楸药解·卷三·金石部·全蝎》)

雀卵

雀卵 味咸，性温，入足少阴肾、足厥阴肝经。壮阳起痿，暖血温精。

雀卵，温补肝肾精血，治男子阳痿、女子带下、精寒血枯、固瘕癥疝之证。《素问》：治女子血枯，月事衰少不来，用乌鲗骨、藘茹，丸以雀卵。

雄雀屎名白丁香，能点翳膜胬肉，消积聚癥瘕，敷痈疽溃顶，吹喉开痹。（《玉楸药解·卷五·禽兽部·雀卵》）

人参

人参　味甘、微苦，入足阳明胃、足太阴脾经。入戊土而益胃气，走己土而助脾阳，理中第一，止渴非常，通少阴之脉微欲绝，除太阴之腹满而痛，久利亡血之要药，盛暑伤气之神丹。

气充于肺，而实原于肾，肺气下降，而化肾水，水非气也，而水实含肺气。此气在水，《难经》谓为生气之原，道家名为水中气。盖阴阳之理，彼此互根，阴升而化阳，又怀阴精，阳降而化阴，又胎阳气，阳气一胎，己土左旋，升于东南，则化木火。脾以阴体而抱阳魂，非脾阳之春生，则木不温，非脾阳之夏长，则火不热，故肝脾虽盛于血，而血中之温气，实阳升火化之原也。及其升于火而降于金，则气盛矣，是以肝脾之气虚，肺胃之气实。虚而实则肝脾升，实而虚则肺胃降。实而实则胃壅塞而不降，虚而虚则肝脾抑郁而不升，而总由于中气之不旺。

中气居不戊不己之间，非金非木之际，旺则虚者，充实而左升，实者冲虚而右降，右不见其有余，左不见其不足。中气不旺，则轮枢莫转，虚者益虚而左陷，实者益实而右逆。

人参气质淳厚，直走黄庭，而补中气。中气健运，则升降复其原职，清浊归其本位，上下之呕泄皆止，心腹之痞胀俱消。仲景理中汤、丸，用之以消痞痛而止呕泄，握其中枢，以运四旁也。大建中汤方见胶饴、大半夏汤方见半夏、黄连汤方在黄连诸方，皆用之治痞痛呕利之证，全是建立中气，以转升降之机。由中气以及四维，左而入肝，右而入肺，上而入心，下而入肾，无往不宜。但入心则宜凉，入肾则宜热，入肺胃则宜清降，入肝脾则宜温升，五脏自然之气化，不可违也。

中气者，经络之根本，经络者，中气之枝叶，根本既茂，枝叶自荣，枝叶若萎，根本必枯。肝脾主营，肺胃主卫，皆中气所变化也。凡沉、迟、微、细、弱、涩、结、代之诊，虽是经气之虚，而实缘中气之败，仲景四逆、新加、炙甘草方在甘草，皆用人参，补中气以充经络也。

白术止湿家之渴，人参止燥证之渴。白术渗土金之湿，散浊气而还清，清气飘洒，真液自滴，人参润金土之燥，蒸清气而为雾，雾气氤氲，甘露自零。至于盛暑伤气之热渴，大汗亡津之烦躁，加人参于白虎、清金之内，化气生津，止渴涤烦，清补之妙，未可言喻。麦门冬汤方在麦冬、竹叶石膏汤方在竹叶，二方之用人参，清金补水之玉律也。

熟用温润，生用清润。

◆《金匮》人参汤

人参、白术、甘草、干姜各三两，即理中汤。

治胸痹心痛，气结在胸，胸满，胁下逆抢心。以中气虚寒，脾陷胃逆，戊土迫于甲木，则胸中痞结，己土逼于乙木，则胁下逆抢。甘草、白术，培土而燥湿，姜、参，温中而扶阳，所以转升降之轴也。

◆理中丸 即人参汤四味作丸

治霍乱吐利，头痛身疼，发热恶寒。以夏月饮食寒冷，水谷未消，感冒风寒，皮毛外闭，宿食内阻，木气不舒，菀郁而克土，胃气壅遏，水谷莫容，胃逆则呕，脾陷则利。参、术、姜、甘，温补中气，所以拨上下之枢也。腹痛，加人参足前成四两。以阳衰气滞，土木逼迫，加人参补肝脾之阳，以消阴滞也。

◆四逆加人参汤

甘草二两，干姜二两半，生附子一枚，人参一两。

治霍乱利止脉微。以泄利既多，风木不敛，亡血中之温气，四逆汤暖补水土，加人参以益血中之温气也。

◆《伤寒》通脉四逆汤 方在甘草

治少阴病，下利清谷，里寒外热，手足厥逆，脉微欲绝。利止脉不出者，加人参一两。以利亡血中温气，故肢寒，脉微欲将断绝，加人参补肝脾之阳，以充经脉也。

◆新加汤

桂枝三两，甘草二两，大枣十二枚，芍药四两，生姜四两，人参三两。

治伤寒汗后，身疼痛，脉沉迟者。以汗泻血中温气，阳虚肝陷，故脉沉迟。经脉凝涩，风木郁遏，故身疼痛。甘、枣、桂枝，补脾精而达肝气，加芍药清风木之燥，加生姜行血脉之瘀，加人参补肝脾之阳，以充经脉也。

◆白虎加人参汤

石膏一斤，知母六两，甘草二两，粳米六合，人参三两。

治伤寒汗后心烦，口渴舌燥，欲饮水数升，脉洪大者。以胃阳素盛，津液汗亡，腑热未定，肺燥先动。白虎泻热清金，加人参以补汗亡之阳气也。治太阳中暍，汗出恶风，身热而渴者。以暑月感冒，风寒郁其内热，而伤元气。热盛而寒不能闭，是以汗出。白虎清金而泻热，加人参以益耗伤之阳也。

◆小柴胡汤 方在柴胡

治少阳伤寒。渴者，去半夏，加人参、栝蒌根，以津化于气，气热故津伤而渴，人参、栝蒌根，清金而益气也。（《长沙药解·卷一·人参》）

人中白

人中白 味咸，性寒，入手少阴心、足太阳膀胱经。清心泻火，凉血止衄。

人中白，咸寒泻火，治鼻衄口疮、牙疳喉痹之证。即人溺澄清，白浊下凝者。庸工以法晒炼，而为秋石，妄作各种丹丸，泻火伐阳，以夭人命，甚可恶也！（《玉楸药解·卷七·人部·人中白》）

人中黄

人中黄 性寒，入手少阴心、足少阳胆经。清瘟疫，止热狂。

人中黄，寒凉泻火，治温热诞狂。即粪清也，名黄龙汤，乃庸工习用之物，甚不足取。（《玉楸药解·卷七·人部·人中黄》）

戎盐

戎盐 味咸，微寒，入足太阳膀胱经。清膀胱而泻热，开癃闭而利水。

戎盐，咸寒之性，直走膀胱，而清痰热，长于利水。其诸主治，能止吐血、尿血，齿舌诸血，以咸走血而清清降也。

味咸而甘，入药殊胜食盐之苦，即青盐也。

◆《金匮》茯苓戎盐汤

茯苓半斤，戎盐弹丸大，白术二两。

治小便不利。以其土湿则水道不利，术、苓，燥土而泻湿，戎盐利水而泻热也。（《长沙药解·卷四·戎盐》）

肉苁蓉

肉苁蓉　味甘、咸，气平，入足厥阴肝、足少阴肾、手阳明大肠经。暖腰膝，健筋骨，滋肾肝精血，润肠胃结燥。

肉苁蓉，滋木清风，养血润燥，善滑大肠而下结粪。其性从容不迫，未至滋湿败脾，非诸润药可比。方书称其补精益髓，悦色延年，理男子绝阳不兴，女子绝阴不产，非溢美之词。

凡粪粒坚小，形如羊屎，此土湿木郁，下窍闭塞之故，谷渣在胃，不得顺下，零星传送，断落不联，历阳明大肠之燥，炼成颗粒，秘涩难通。总缘风木枯槁，疏泄不行也，一服地黄、龟胶，反益土湿，中气愈败矣。(《玉楸药解·卷一·草部·肉苁蓉》)

肉豆蔻

肉豆蔻　味辛，性温，气香，入足太阴脾、足阳明胃经。温中燥土，消谷进食，善止呕吐，最收泄利，治寒湿腹痛，疗赤白痢疾，化痰水停留，磨饮食陈宿。

肉豆蔻，调和脾胃，升降清浊，消纳水谷，分理便溺，至为妙品。而气香燥，善行宿滞，其性敛涩，专固大肠，消食止泄，此为第一。

肉蔻辛香，颇动恶心，服之欲呕。宜蜜小丸，烘干，汤送。

面包，煨研，去油，汤冲。(《玉楸药解·卷一·草部·肉豆蔻》)

肉桂

肉桂　味甘、辛，气香，性温。入足厥阴肝经。温肝暖血，破瘀消癥，逐腰腿湿寒，驱腹胁疼痛。

肉桂本系树皮，亦主走表，但重厚内行，所走者表中之里。究其力量所至，直达脏腑，与桂枝专走经络者不同。

肝属木而藏血，血秉木气，其性温暖。温气上升，阳和舒布，积而成热，则化心火。木之温者，阳之半升，火之热者，阳之全浮也。人知气之为阳，而不知其实含阴精，知血之为阴，而不知其实抱阳气。

血中之温，化火为热之原也，温气充足，则阳旺而人康，温气衰弱，则阴盛而人病。阳复则生，阴胜则死，生之与死。美恶不同，阳之与阴，贵贱自殊。蠢飞蠕动，尚知死生之美恶，下士庸工，不解阴阳之贵贱，千古祸源，积成于贵阴贱阳之家矣。

欲求长生，必扶阳气，扶阳之法，当于气血之中，培其根本，阳根微弱，方胎水木之中，止有不足，万无有余，世无温气太旺而生病者。其肝家痛热，缘生意不足，温气抑郁，而生风燥，非阳旺而阴虚也。

肉桂，温暖条畅，大补血中温气。香甘入土，辛甘入木，辛香之气，善行滞结，是以最解肝脾之郁。

金之味辛，木之味酸，辛酸者，金木之郁，肺肝之病也。盖金之性收，木之性散，金曰从革，从则收而革不收，于是作辛，木曰曲直，直则散而曲不散，于是作酸。辛则肺病，酸则肝病，以其郁也，故肺宜酸收而肝宜辛散。肺得酸收，则革者从降而辛味收，肝得辛散，则曲者宜升而酸味散矣。事有相反而相成者，此类是也，肝脾发舒，温气升达，而化阳神。阳神司令，阴邪无权，却病延年之道，不外乎此。

凡经络埋瘀、脏腑癥结、关节闭塞、心腹疼痛等证，无非温气微弱，血分寒冱之故。以至上下脱泄，九窍不守，紫黑成块，腐败不鲜者，皆其证也。女子月期产后，种种诸病，总不出此。悉宜肉桂，余药不能。(《玉楸药解·卷二·木部·肉桂》)

乳香

乳香 味辛，微温，入足厥阴肝经。活血舒筋，消肿止痛。

乳香活血行瘀，治心腹疼痛，消痈疽结肿，散风瘾瘰痒，平跌打溃烂，止口眼㖞斜，舒筋脉挛缩。

炒干，研用。(《玉楸药解·卷二·木部·乳香》)

乳汁

乳汁 味甘，性凉，入手太阴肺、足太阴脾、足厥阴肝经。清肺除烦，滋肝润燥。

乳汁以肝血化于肺气，即朱汞变为白金，养育婴儿，滋生气血，全赖夫此。内伤虚劳，为小儿热吮，极佳，非寻常草木所能及也。一离人身，温气稍减，但存冷汁，其质寒滑滋润，绝无补益。血得气化，温变为肃，暖服不热，冷饮则凉，润肺滋肝，是其长耳，抑阴扶阳，非所能也。

至乳酥、乳酪之类，冷食寒饮，极损中气。惟塞外、西方之民，脾胃温燥，乃为相宜。阳亏土湿，切当远之。噎膈湿旺之病，朱丹溪以为燥证，而用乳酪，湿滋土败，其死更速。

点眼病甚良，解食牛中毒。(《玉楸药解·卷七·人部·乳汁》)

三棱

三棱 味苦，气平，入足厥阴肝经。破滞行瘀，消积化块。

三棱，磨积聚癥瘕，善破老血，通经利气，下乳堕胎，止经产心腹诸痛，消跌扑损伤诸瘀，软疮疡痈肿坚硬。(《玉楸药解·卷一·草部·三棱》)

三七

三七　味甘，微苦，入足厥阴肝经。和营止血，通脉行瘀。

三七，行瘀血而敛新血，凡产后、经期、跌打、痈肿，一切瘀血皆破，凡吐衄、崩漏、刀伤、箭射，一切新血皆止之上药也。（《玉楸药解·卷一·草部·三七》）

桑白皮

桑根白皮　味甘、涩、辛，微寒，入手太阴肺经。清金利水，敛肺止血。

桑根白皮，甘辛敛涩，善泻湿气而敛营血。其诸主治，清肺火，利气喘，止吐血，断崩中，通小便，疗水肿，消痰饮，止吐泄，理金疮，敷石痈，生眉发，泽须鬓，去寸白虫，涂鹅口疮。

汁搽口疮，沥搽疥疮。三月三日采东南根，阴干百日。（《长沙药解·卷三·桑根白皮》）

桑皮汁，灭黑痣恶肉，敷金疮，化积块。亦名木硇。（《玉楸药解·卷二·木部·桑椹》）

◆《金匮》王不留行散方在王不留行

用之，治病金疮，以其清肺而敛血也。（《长沙药解·卷三·桑根白皮》）

桑虫

桑虫　味苦，气平，入手少阴心、足厥阴肝经。止崩除带，消胀。

桑虫，行瘀破滞，治口疮目翳，崩中带下。庸工以起小儿痘疮塌陷，不通

之至！(《玉楸药解·卷六·鳞介鱼虫部·桑虫》)

桑花

桑花　涩肠止嗽，治吐衄崩带。(《玉楸药解·卷二·木部·桑椹》)

桑寄生

桑寄生　味苦，气平，入足少阴肾、足厥阴肝经。壮骨荣筋，止血通乳。

桑寄生，通达经络，驱逐湿痹，治腰痛背强，筋痿骨弱，血崩乳闭胎动，腹痛痢疾，金疮痈疽，坚发齿，长眉须。(《玉楸药解·卷二·木部·桑寄生》)

桑螵蛸

桑螵蛸　味咸，气平，入足少阴肾、足太阳膀胱、足厥阴肝经，起痿壮阳，回精失溺。

桑螵蛸，温暖肝肾，疏通膀胱，治遗精失溺、经闭阳痿、带浊淋漓、耳痛喉痹、瘕疝骨鲠之类皆效。

炮，研细用。(《玉楸药解·卷六·鳞介鱼虫部·桑螵蛸》)

桑椹

桑椹　味甘，气辛，入足太阳膀胱、足厥阴肝经。止渴生津，消肿利水。

桑椹，滋木利水，清风润燥，治消渴癃淋，瘰疬秃疮，乌须黑发。(《玉楸药解·卷二·木部·桑椹》)

桑叶 ●

桑叶　治脚气水肿，扑损金疮，行瘀止渴，长发明目。(《玉楸药解·卷二·木部·桑椹》)

桑枝 ●

桑枝　治脚气中风，㖞斜拘挛，咳嗽上气，紫白癜风，消痈疽，利小便。(《玉楸药解·卷二·木部·桑椹》)

沙参 ●

沙参　味甘，稍苦，微凉，入手太阴肺经，清金除烦，润燥生津。

沙参，凉肃冲淡，补肺中清气，退头上郁火，而无寒中败土之弊。但情性轻缓，宜多用乃效。

山东、辽东者佳，坚脆洁白，迥异他产，一切疮疡疥癣、肿痛瘙痒皆效。(《玉楸药解·卷一·草部·沙参》)

砂仁

缩砂仁　味辛，气香，入足太阴脾、足阳明胃经。和中调气，行郁消渴，降胃阴而下食，达脾阳而化谷，呕吐与泄利皆良，咳嗽共痰饮俱妙，善疗噎膈，能安胎妊，调上焦之腐酸，理下气之秽浊，除咽喉口齿之热，化铜铁骨刺之鲠。

清升浊降，全赖中气，中气非旺，则枢轴不转，脾陷胃逆。凡水胀肿满、痰饮咳嗽、噎膈泄利、霍乱转筋、胎坠肛脱、谷宿水停、泄秽吞酸诸证，皆升降反常，清陷浊逆故也。泻之则益损其虚，补之则愈增其满，清之则滋其下寒，温之则生其上热。缘其中气埋郁，清浊易位，水木下陷，不受宣泻，火金上逆，不受温补也。惟以养中之味，而加和中之品，调其滞气，使之回旋，枢轴运动，则升降复职，清浊得位。然后于补中扶土之内，温升其肝脾，清降其肺胃，无有忧矣。和中之品，莫妙如砂仁，冲和条达，不伤正气，调理脾胃之上品也。

去壳，炒研，汤冲服，则气足。(《玉楸药解·卷一·草部·缩砂仁》)

山慈菇

山慈菇　味甘、辛，气平，入足厥阴肝、足少阳胆经。消肿败毒，软坚化结，平疮疡肿硬，治痈疽瘰疬、疔毒结肿、黯斑粉刺诸证，涌吐风狂痰涎。(《玉楸药解·卷一·草部·山慈菇》)

慈菇　味甘，微寒，入足太阴脾、足厥阴肝经。下食消谷，止血磨癥，催产下衣，行血通经。

慈菇，甘寒通利，破产后瘀血，开小便涩淋，滑胎下衣。妊妇忌食。(《玉楸药解·卷一·草部·慈菇》)

山豆根

山豆根 味苦，气寒，入手太阴肺经。清利咽喉肿痛，一切疮疡疥癣，杀寸白诸虫。(《玉楸药解·卷一·草部·山豆根》)

山药

薯蓣 味甘，气平，入足阳明胃、手太阴肺经。养戊土而行降摄，补辛金而司收敛，善熄风燥，专止疏泄。

◆《金匮》薯蓣丸

薯蓣三十分，麦冬六分，桔梗五分，杏仁六分，当归十分，阿胶七分，干地黄十分，芍药六分，芎䓖六分，桂枝十分，大枣百枚为膏，人参七分，茯苓五分，白术六分，甘草二十分，神曲十分，干姜三分，柴胡五分，白蔹二分，豆黄卷十分，防风六分。蜜丸，弹子大，空腹酒服一丸。

治虚劳诸不足，风气百疾。以虚劳之病，率在厥阴风木一经，厥阴风木，泄而不敛，百病皆生。肺主降敛，薯蓣敛肺而保精，麦冬清金而宁神，桔梗、杏仁，破壅而降逆，此所以助辛金之收敛也。肝主升发，归、胶滋肝而养血，地、芍润木而清风。芎䓖、桂枝，疏郁而升陷，此所以辅乙木之升发也。升降金木，职在中气，大枣补己土之精，人参补戊土之气，苓、术、甘草，培土而泻湿，神曲、干姜，消滞而驱寒，此所以理中而运升降之枢也。贼伤中气，是惟木邪，柴胡、白蔹，泻火而疏甲木，黄卷、防风，燥湿而达乙木，木静而风息，则虚劳百病瘳矣。

阴阳之要，阳密乃固，阴平阳秘，精神乃治，阴阳离决，精气乃绝。《素问》语。四时之气，木火司乎生长，金水司乎收藏，人于秋冬之时，而行收藏之政。宝涩精神，以秘阳根，是谓圣人。下此于蛰藏之期，偏多损失，坎阳不密，木郁风生，木火行疏泄之令，金水无封闭之权，于是惊悸、吐衄、崩带、淋遗之病，种种皆起。是以虚劳之证非一，无不成于乙木之不谧，始于辛金之失敛。究之总缘土败，盖坎中之阳，诸阳之根，坎阳走泄，久而癸水寒增，己土湿旺，脾不能升而胃不能降，此木陷金逆所由来也。法当温燥中脘，左达乙木而右敛辛金。薯蓣之性，善入肺胃而敛精神，辅以调养土木之品，实虚劳百病之良药也。(《长沙药解·卷三·薯蓣》)

山楂

山楂 味酸、甘，气平，入足太阴脾、足厥阴肝经。消积破结，行血开瘀。

山楂，消克磨化，一切宿肉停食、血痛气块皆除。(《玉楸药解·卷四·果部·山楂》)

山茱萸

山茱萸 味酸，性涩，入足厥阴肝经。温乙木而止疏泄，敛精液而缩小便。

去核，酒蒸。

◆《**金匮**》**八味丸**方在地黄

用之治男子消渴，小便反多，以其敛精液而止疏泄也。

水主藏，木主泄，消渴之证，木能疏泄而水不蛰藏，精尿俱下，阳根失敛。久而阳根败竭，则人死矣。山茱萸酸涩敛固，助壬癸蛰藏之令，收摄精液，以秘阳根，八味中之要药也。八味之利水，则桂枝、苓、泽之力，非山茱

萸所司也。(《长沙药解·卷二·山茱萸》)

珊瑚 ————————————————————————————●

珊瑚　味辛，气平，入手太阴肺经，点眼去翳，吹耳鼻止衄。

珊瑚，磨翳消障，功载《本草》，而取效甚难，至谓化血止衄，则其说更荒诞。(《玉楸药解·卷三·金石部·珊瑚》)

商陆 ————————————————————————————●

商陆根　味苦、辛、酸，入足太阳膀胱经。专泻水饮，善消肿胀。

商陆根，酸苦涌泻，专于利水，功力迅急，与芫、遂、大戟相同，得水更烈。善治水气肿胀之病，神效非常，兼疗痈肿瘰癖诸证。

赤者大毒，用白者。鲜根捣汁，服后勿饮水。

◆《伤寒》牡蛎泽泻散方在牡蛎

用之治大病差后，从腰以下有水气者，以其泻水而开闭癃也。(《长沙药解·卷四·商陆根》)

芍药 ————————————————————————————●

芍药　味酸、微苦，微寒，入足厥阴肝、足少阳胆经。入肝家而清风，走胆腑而泻热，善调心中烦悸，最消腹里痛满，散胸胁之痞热，伸腿足之挛急，吐衄悉瘳，崩漏胥断，泄痢与淋带皆灵，痔漏共瘰疬并效。

阳根于水，升于肝脾，而化丁火，水寒土湿，脾阳郁陷，下遏肝木升达之路，则郁勃而克脾土，腹痛里急之病，于是生焉。厥阴以风木之气，生意不遂，积郁怒发，而生风燥，是以厥阴之病，必有风邪。风性疏泄，以风木抑遏，而行疏泄之令，若消、若淋、若泄、若痢、若崩、若漏、若带、若遗，始因郁而欲泄，究欲泄而终郁，其或塞、或通，均之风燥则一也。芍药酸寒入肝，专清风燥而敛疏泄，故善治厥阴木郁风动之病，肝胆表里同气，下清风木，上清相火，并有捷效。

然能泄肝胆风火，亦伐脾胃之阳。《伤寒》："太阴为病，脉弱，其人续自便利，设当行大黄、芍药者，宜减之，以其人胃气弱，易动故也。凡风木之病，而脾胃虚弱，宜稍减之，与姜、桂、苓、术并用，土木兼医。若至大便滑泄，则不可用矣。黄芩汤、大柴胡用之治少阳之下利，以甲木而克戊土，所以泻少阳之相火也。伤寒别经及杂证下利，皆肝脾阳陷，不宜芍药。其败土伐阳，未如地黄之甚，然泻而不补，亦非虚家培养之剂也。

◆《伤寒》桂枝加芍药汤

桂枝三两，甘草二两，大枣十二枚，生姜三两，芍药六两。

治太阳伤寒，下后腹满痛，属太阴者。以木养于土，下败脾阳。己土湿陷，乙木遏郁，而生风燥。侵克己土，是以腹痛。木贼土困。便越二阳，而属太阴。姜、甘、大枣，补土和中，桂枝达肝气之郁，加芍药清风木之燥也。

◆小柴胡汤方在柴胡

治少阳伤寒，腹中痛者，去黄芩，加芍药。

◆通脉四逆汤方在甘草

治少阴病，下利脉微，腹中痛者，去葱，加芍药二两。

◆**《金匮》防己黄芪汤**方在防己

治风湿脉浮身重。胃中不和者，加芍药三分。盖土湿木陷，郁生风燥，风木冲击，脾土被伤，必作疼痛，不以芍药清风燥而泻木郁，痛不能止也。

◆**《伤寒》真武汤**方在茯苓

治少阴病，腹痛，四肢沉重疼痛，而用芍药。

◆**小建中汤**方在阿胶

治少阳伤寒，腹中急痛，而倍芍药，皆此义也。

治少阳病心悸而烦者，芍药清相火之逆升也。

◆**四逆散**方在甘草

治少阴病，四逆，腹痛用芍药而加附子，法更妙矣。

◆**新加汤**方在人参

治太阳伤寒，发汗后，身疼痛，脉沉迟者，桂枝加芍药生姜各一两人参三两。以肝司营血，行经络而走一身，汗泄营中温气，木枯血陷，营气沦郁而不宣畅，故身作疼痛而脉见沉迟。木陷则生风。人参补血中之温气，生姜达经脉之郁陷，芍药清风木之枯燥也。

◆**附子汤**方在附子

治少阴病，身体疼。手足寒，骨节痛，脉沉者，以血行于经络，走一身而达肢节，水寒而风木郁陷，是以脉沉。营血郁涩，不能行一身而暖肢节，是以身疼而肢节寒痛。参、术、苓、附，补火土而泻寒水，芍药清风木之枯燥也。

◆**芍药甘草汤**

芍药四两，甘草四两。

治太阳伤寒，脉浮汗出，心烦恶寒，小便数，脚挛急。以阳虚土弱，脾陷胃逆，相火不降而心烦，风木不升而恶寒。风木疏泄，上下失藏，故汗出而尿数。津液耗伤，筋脉焦缩，故腿足挛急。甘草补其土虚，芍药双清木火，以复津液也。

◆芍药甘草附子汤

芍药三两，甘草三两，附子一枚。

治太阳伤寒，发汗病不解，反恶寒者。以汗伤中气，风木不达，阳气郁陷，则表病不解而反加恶寒，缘阳不外达于皮毛也。阳气之陷，因土虚而水寒，甘草补己土之虚，附子温癸水之寒，芍药清风木之燥也。

◆桂枝去芍药汤

桂枝三两，甘草三两，大枣十二枚，生姜三两。

治太阳伤寒，下后脉促胸满者。以表证未解，而误下之，经阳内陷，为里阴所拒，结于胸膈，则为结胸。若脉促者，"仲景脉法"：脉来数，时一止复来者，名曰促。是经阳不至全陷，"脉法"：阳盛则促，是为里阴所壅遏。故表证犹未解也，可用桂枝表药。若觉胸满，则当去芍药，缘下伤中气，里阴上逆，表阳内陷，为里阴所拒，是以胸虽不结，而亦觉壅满。里阳既败，故去芍药之酸寒，而以桂枝达其经阳也，若微觉恶寒，便是阳陷稍深，则于去芍药方中，加附子以温寒水也。

◆真武汤

下利者，去芍药，加干姜二两。以肝脾阳败，则下陷而为泄利，故去芍药之酸寒，而加干姜之辛温也。

《金匮》妇人腹痛用芍药诸方，总列于后。妊娠及杂病诸腹痛，当归芍药散主之方在当归。产后腹痛烦满，枳实芍药散主之方在枳实。产后虚羸，腹痛里急，痛引腰背，杂病腹中痛，小建中汤主之方在胶饴。带下，少腹满痛，经一月再见者，土瓜根散主之方在土瓜根。(《长沙药解·卷二·芍药》)

蛇床子

蛇床子 味苦、辛、微温，入足太阴脾、足厥阴肝、足少阴肾经。暖补命门，温养子宫，兴丈夫玉麈痿弱，除女子玉门寒冷。

蛇床子，温燥水土，暖补肾肝，壮阳宜子，男女皆良。疗前阴寒湿肿痛，理下部冷痹酸疼，断赤白带下，收溲尿遗失，浴疗癣痂癞，熏痔漏顽疮，打扑、惊痫、脱肛、脱阴并效，漱牙痛、吹聘耳，浴男子阳痿绝佳。

去壳取仁，微研用。作浴汤，生用。

◆《金匮》蛇床子散

蛇床子。为末，以米白粉少许，和合如枣核大，绵裹，纳之自温。

治妇人阴寒，蛇床子温肝而暖肾，燥湿而去寒也。(《长沙药解·卷四·蛇床子》)

蛇蜕

蛇蜕 味咸，气平，入手太阴肺经。发表驱风，退翳败毒。

蛇蜕，发散皮毛，治疮疡毒肿。至于退翳膜，止惊痫，则非蛇蜕、蝉蜕所能奏效。庸工往往不解病源，而但用表散之品，可见庸陋极矣。(《玉楸药解·卷六·鳞介鱼虫部·蛇蜕》)

射干

射干 味苦，微寒，入手太阴肺经。利咽喉而开闭塞，下冲逆而止咳嗽，最清胸膈，善扫瘀浊。

其诸主治，通喉痹，开胸满，止咽痛，平腹胀，泻肺火，润肠燥，行积痰，化瘀血，下经闭，消结核，破癥瘕，除疟母。

◆《金匮》射干麻黄汤

射干十二枚，紫菀三两，款冬三两，五味半升，细辛三两，半夏半升，生姜四两，大枣七枚，麻黄四两。

治咳而上气，喉中如水鸡声。以风寒外闭，皮毛不泄，肺气郁迫，逆而上行，喉窍窄狭，泄之不及，以致呼吸闭塞，声如水鸡。射干、紫菀、款冬、五味、细辛、生姜、半夏，下冲逆而破壅塞，大枣补其里，麻黄泻其表也。

气通于肺，内司呼吸而外主皮毛，皮毛虽闭，而内有下行之路，不至堵塞如是。是其平日土湿胃逆，浊气升隔，肺之降路不甚清通。一被外感，皮毛束闭，里气愈阻，内不能降而外不能泄，是以逆行而上冲，塞于咽喉，此即伤风齁喘之证。当饮食未消之际，水谷郁遏，中气胀满，故呼吸闭塞，迫急非常也。不降里阴，则胸膈莫容，不泄表寒，则经络终郁。射干降逆开结，善利肺气。麻黄外散其风寒，使经络松畅，则里气不迫。射干内降其冲逆，使咽喉清虚，则表气不壅。表邪外解而里阴下达，停痰宿水，积湿凝寒，皆从水道注泄而下，根株斩灭矣。

◆鳖甲煎丸方在鳖甲

用之以治疟母乌扇即射干也，下冲破结，是其长也。(《长沙药解·卷三·射干》)

神曲

神曲 味辛、甘，入足太阴脾经。化谷消痰，泻满除癥瘕。

神曲，辛烈之性，化宿谷停痰，磨硬块坚积，疗胀满泄利，化产后瘀血。炒，研用。

◆**《金匮》薯蓣丸**方在薯蓣

用之治虚劳百病，以其调中而消滞也。(《长沙药解·卷一·神曲》)

升麻

升麻 味辛、苦、微甘，性寒，入手阳明大肠、足阳明胃经。利咽喉而止疼痛，消肿毒而排脓血。

升麻辛凉升散，清利咽喉，解肌发表，善治风寒侵迫，咽喉肿痛，呕吐脓血之病。最能解毒，一切蛊毒邪秽之物，入口即吐。避疫疠烟瘴之气，断泄利遗带之恙，止吐衄崩淋诸血，消痛疽热肿，平牙根臭烂，疗齿疼，医口疮，胥有良效。

手阳明自手走头，足阳明自头走足，二经升降不同。升麻升提之性，入手阳明为顺，入足阳明为逆。咽喉之病，以及口舌牙齿，其位在上，须用升麻而加清降之药，自高下达，引火归根。若足阳明他病，悉宜降药，不宜升麻，惟用于涌吐方中乃可。后世庸工，以之升提足阳明胃腑清气。足阳明顺下则治，逆上则病，何可升乎！

◆**《金匮》升麻鳖甲汤**

升麻二两，鳖甲手掌大一片，甘草二两，当归一两，雄黄五钱，蜀椒一两。水四升。煎一升，顿服。

治阳毒为病，面赤斑斑如锦文，咽喉痛，吐脓血。阳毒之病，少阳甲木之克阳明也。手足阳明，皆行于面，少阳甲木，从相火化气，火之色赤，故面见赤色，足阳明之脉，循喉咙而入缺盆，胆胃壅迫，相火瘀蒸，故咽喉痛而吐脓血。其病五日可治，七日不可治。升麻、甘草，清咽喉而缓急迫，鳖甲、当归，消凝瘀而排脓血，雄黄、蜀椒，泻湿热而下逆气也。

◆升麻鳖甲去雄黄蜀椒汤

升麻二两，鳖甲手掌大一片，甘草二两，当归一两。

治阴毒为病，面目青，身痛如被杖，咽喉痛。阴毒之病，厥阴乙木之克太阴也。厥阴乙木，开窍于目，木之色青，故面目青。脾主肌肉，足太阴之脉，上膈而挟咽，肝脾郁迫，风木冲击，故身及咽喉皆痛。升麻、甘草，清咽喉而缓急迫，鳖甲、当归，破结滞而润风木也。

阳毒、阴毒，病在肝胆，而起于外邪，非风寒束闭，郁其脏腑，不应毒烈如是。升麻清利咽喉，解毒发汗，表里疏通，是以奏效也。

◆《伤寒》麻黄升麻汤 方在麻黄

用之治厥阴病，咽喉不利，吐脓血，以其清咽喉而排脓血也。（《长沙药解·卷一·升麻》）

生姜

生姜 味辛，性温，入足阳明胃、足太阴脾、足厥阴肝、手太阴肺经。降逆止呕，泻满开郁，入肺胃而驱浊，走肝脾而行滞，荡胸中之瘀满，排胃里之壅遏，善通鼻塞，最止腹痛，调和脏腑，宣达营卫，行经之要品，发表之良药。

人身之气，清阳左升于肝脾，浊阴右降于肺胃。胃土冲和，气化右转，则辛金清降，息息归根，壬水顺行，滴滴归源，雾露洒陈，津液流布，下趣溪壑，川渎注泻，是以下不虚空而上不壅满。肺胃不降，则气水俱逆，下之膀胱癃闭，溲尿不行，上之胸隔埋塞，津液不布，于是痰饮喘嗽、恶心呕哕之病生焉。生姜疏利通达，下行肺胃而降浊阴，善止呕哕而扫瘀腐，清宫除道之力，最为迅捷。缘肺胃主收，收令不旺，则逆行而病埋塞，生姜开荡埋塞，复其收令之常，故反逆而为顺也，本为泻肺之品，泻其实而不至损其虚，循良之性，尤可贵焉。

气盛于肺胃，而实本于肝脾，血中之温气，肺气之根也。阳气初生于乙木之中，未及茂长，是以肝脾之气易病抑郁。生姜辛散之性，善达肝脾之郁，大枣气质醇浓，最补肝脾，而壅满不运，得生姜以调之，则精液游溢，补而不滞。

◆《伤寒》生姜泻心汤

生姜四两。人参三两，甘草三两，大枣十二枚，干姜一两，半夏半升，黄芩三两，黄连一两。

治太阳伤寒，汗出表解，胃中不和，干噫食臭，心下痞硬，胁下有水气，腹中雷鸣下利者。以汗后中气虚寒，水谷不消，胃逆脾陷，土木皆郁。脾陷而贼于乙木，则腹中雷鸣而下利。胃逆而迫于甲木，则心下痞硬而噫臭。甲木化气于相火，君相皆升，必生上热，参、甘、姜、枣，温补中气之虚寒，黄连、黄芩，清泻上焦之郁热，半夏、生姜，降浊气之冲逆，消痞硬而止哕噫也。

◆黄芩加半夏生姜汤 方在半夏

治太阳少阳合病，下利而作呕者。

◆黄芩汤 方在黄芩

治太少之下利，加半夏、生姜，降胃逆而止呕也。

◆《金匮》生姜半夏汤

生姜一斤。半夏半升。

治病人胸中似喘非喘，似呕非呕，似哕非哕，心中溃溃然无奈者。以肺胃上逆，浊气熏冲，胸膈郁烦，不可名状。生姜、半夏，降逆气而扫瘀浊也。

◆《伤寒》真武汤方在茯苓

治少阴病，腹痛下利，呕者，去附子，加生姜足前成半斤。

◆通脉四逆汤方在甘草

治少阴病，下利清谷，脉微欲绝，呕者，加生姜二两。

◆《金匮》理中丸方在人参

治霍乱吐利，吐多者，去术，加生姜二两，以中郁胃逆，故作呕吐，生姜降胃逆而豁郁浊，善止呕吐也。

◆《伤寒》当归四逆加吴茱萸生姜汤方在吴茱萸

治厥阴伤寒，手足厥冷，脉细欲绝，内有久寒者。以肝司营血，久寒在肝，营血冷涩不行。当归四逆补营血而通经脉，吴茱萸、生姜，温寒凝而行瘀涩也。

◆新加汤方在人参

治伤寒汗后，身疼痛，脉沉迟者，桂枝汤加人参三两，芍药、生姜各一两，以经络寒涩，生姜温血海而行经脉也。

◆《金匮》当归生姜羊肉汤方在当归

治寒疝，腹胁痛，里急，并产后腹痛，寒多者，加生姜一斤。

◆**厚朴七物汤**方在厚朴

治腹满痛，寒多者，加生姜半斤，生姜温中寒而止腹痛，力逊干姜，然亦有良效也。

◆**桂枝汤**方在桂枝

用之于甘枣桂芍之中，既以和中，又以发表。

凡经络凝涩，沉迟结代，宜于补益营卫之品加生姜以播宣之，则流利无阻。炙甘草、新加汤、当归四逆皆用之，以温行经络之瘀涩也。(《长沙药解·卷一·生姜》)

生铁落

铁落　味辛，气平，入手少阴心、足少阳胆经。宁心下气，止怒除狂。

生铁落，《素问·病能论》用治怒狂，曰：生铁落者，下气疾也。肝主怒，肝虚则惊悸善恐，胆旺则风狂善怒。铁落镇伏肝胆，收摄神魂，止惊除狂，是所长也。(《玉楸药解·卷三·金石部·铁落》)

生梓白皮

生梓白皮　味苦，性寒，入足少阳胆、足阳明胃经。泻戊土之湿热，清甲木之郁火。

太阴土湿，胃气逆行，胀满不运，壅碍甲木下行之路。甲木内侵，束逼戊土，相火郁遏，湿化为热，则发黄色，以木主五色，入土化黄故也。梓白皮苦寒清利，入胆胃而泻湿热，湿热消则黄自退。胆胃上逆，浊气熏冲，则生恶心呕哕之证。湿热郁遏，不得汗泄，则生疥痤癣痱之病。其诸主治，清烦热，止呕吐，洗癣疥，除瘙痒。

◆《伤寒》麻黄连翘赤小豆汤 方在连翘

用之治太阴病，瘀热在里，而发黄者，以其清胃胆上逆之瘀热也。(《长沙药解·卷二·生梓白皮》)

石鳖

石鳖　味甘，性凉，入足太阳膀胱经。通淋沥，止便血。(《玉楸药解·卷三·金石部·石鳖》)

石蚕

石蚕　清泻膀胱，治小便淋沥。

石蚕，味苦，微凉，入足太阳膀胱经。通淋沥，生肌肉，

石蚕，清利膀胱，治石淋血结，磨服则下碎石。(《玉楸药解·卷三·金石部·石蚕》)

石膏

石膏　味辛，气寒。入手太阴肺、足阳明胃经。清金而止燥渴，泻热而除烦躁。

石膏辛凉之性，最清心肺而除烦躁，泻郁热而止燥渴。甚寒脾胃，中脘阳虚者勿服。其诸主治，疗热狂，治火嗽，止烦喘，消燥渴，收热汗，消热痰，

住鼻衄，除牙痛，调口疮，理咽痛，通乳汁，平乳痈，解火灼，疗金疮。

研细，绵裹，入药煎，虚热，煅用。

◆《伤寒》白虎汤

石膏一斤，知母六两，甘草二两，粳米六两。

治太阳伤寒，表解后，表有寒，里有热，渴欲饮水，脉浮滑而厥者。太阳表解之后，阴旺则汗去阳亡，而入太阴，阳旺则汗去阴亡，而入阳明，表解而见燥渴，是腑热内动，将入阳明也。阳明戊土，从庚金化气而为燥，太阴辛金，从己土化气而为湿。阳旺之家，则辛金不化己土之湿而亦化庚金之燥，胃热未发而肺燥先动，是以发渴。石膏清金而除烦，知母泻火而润燥，甘草、粳米，补中化气，生津而解渴也。

◆《金匮》小青龙加石膏汤

麻黄三两，桂枝三两，芍药三两，甘草二两，半夏半升，五味半升，细辛三两，干姜二两，石膏二两。

治心下有水，咳而上气，烦躁而喘，肺胀脉浮者。以水饮内阻，皮毛外阖，肺气壅遏，而生咳喘。小青龙发汗以泻水饮，石膏清热而除烦躁也。

◆《伤寒》大青龙汤方在麻黄

用之治太阳中风，不汗出而烦躁者。

◆麻杏甘石汤方在麻黄

用之治太阳伤寒，汗下后汗出而喘，无大热者。

◆竹叶石膏汤方在竹叶

用之治大病差后，气逆欲吐者。

◆《金匮》越婢汤 方在麻黄

用之治风水恶风，续自汗出者。

◆木防己汤 方在防己

用之治膈间支饮，其人喘满者。

◆厚朴麻黄汤 方在厚朴

用之治咳而脉浮者。

◆文蛤汤 方在文蛤

用之治吐后渴欲得水，而贪饮者。

◆竹皮大丸 方在竹茹

用之治乳妇烦乱呕逆者。皆以其泻热而除烦也。(《长沙药解·卷三·石膏》)

石斛

石斛 味甘，气平，入手太阴肺、足少阴肾经。降冲泻湿，壮骨强筋。

石斛，下气通关，泻湿逐痹，温肾壮阳，暖腰健膝，治发热自汗，排痈疽脓血，疗阴囊湿痒，通小便淋漓。(《玉楸药解·卷一·草部·石斛》)

石灰

石灰 味辛，性温，入手太阴肺、手阳明大肠经。止血，化积杀虫。

石灰，温暖燥烈，收湿驱寒，治痈疽疥癣，瘰疬瘕癥，痔瘘瘿疣，白癜黑痣，松刺瘜肉，水泄红烂，赤带白淫，脱肛阴挺，囊坠发落，牙疼口㖞，止痛合疮，生肌长肉，坠胎杀虫，染发乌须，收金疮血流。但可外用熏敷涂，不可服饵。

牛胆拌套，风干者佳。(《玉楸药解·卷三·金石部·石灰》)

石决明 ————————————————————————————●

石决明 味咸，气寒，入手太阴肺、足太阳膀胱经。清金利水，磨翳止淋。

石决明，清肺开郁，磨翳消障，治雀目夜昏，青盲昼暗，泻膀胱湿热，小便淋漓，服点并用。但须精解病源，新制良方，用之乃效。若庸工妄作眼科诸方，则终身不灵，久成大害，万不可服。

面煨，去粗皮，研细，水飞。(《玉楸药解·卷六·鳞介鱼虫部·石决明》)

石榴皮 ————————————————————————————●

石榴皮 味酸，性涩，入手阳明大肠、足厥阴肝经。敛肠固肾，涩精止血。

石榴皮，酸涩收敛，治下利遗精、脱肛便血、崩中带下之病，点眼止泪，涂疮拔毒。(《玉楸药解·卷四·果部·石榴皮》)

石绿

石绿　味酸，气平，入足厥阴肝经。止泄痢，吐风痰。

石绿，清凉重坠，治风痰壅闷，急惊昏迷。(《玉楸药解·卷三·金石部·石绿》)

石青

石青　味甘，气平，入足厥阴肝经。明目止痛，消肿破癥。

石青，清肝退热，治目昏眼痛，跌打金疮，消痈肿，化积聚，吐顽痰。(《玉楸药解·卷三·金石部·石青》)

石韦

石韦　味苦，入足太阳膀胱经。清金泻热，利水开癃。

石韦，清肺除烦，利水泻湿，专治淋涩之证，并疗崩漏金疮，发背痈肿。

◆《金匮》**鳖甲煎丸**方在鳖甲

用之治疟日久，结为癥瘕，以其泻水而消瘀也。(《长沙药解·卷四·石韦》)

石蟹

石蟹　味苦、咸，性寒，入手少阴心、足少阳胆经。清心泻热，明目磨翳。

石蟹，咸寒泻火，治青盲白翳，瘟疫热疾，催生落胎，行血消肿，痈疽热毒，吹喉痹，解漆疮。(《玉楸药解·卷三·金石部·石蟹》)

石燕

石燕　味甘，性凉，入足少阴肾、足太阳膀胱经。利水通淋，止带催生。

石燕，甘寒渗利，泻膀胱湿热，治淋沥热涩，溺血便血，消渴带下，痔瘘障翳，齿动牙疼，卷毛倒睫。(《玉楸药解·卷三·金石部·石燕》)

使君子

使君子　味甘，微温，入足太阴脾、足厥阴肝经。利水燥土、杀虫止泄。

使君子，燥湿温中，疏木杀虫，治小便白浊，大便泄利，痞块，癣疮。

每月上旬，取仁数枚，空腹食之，虫皆死。

戒饮热茶，犯之则泄。(《玉楸药解·卷一·草部·使君子》)

柿霜

柿霜　味甘，性凉，入手太阴肺、手少阴心经。清金止渴，化痰宁嗽。柿霜清心肺烦热，生津解渴，善治痰嗽，消咽喉口舌诸疮肿痛。

干柿饼清肺涩肠，消痰止渴，治吐血淋血，痔瘘肠癖，肺痿心热，咳嗽喑哑。(《玉楸药解·卷四·果部·柿霜》)

蜀漆

蜀漆 味苦、辛，性寒，入足阳明胃、足太阴脾、足少阳胆经。荡浊瘀而治痎疟，扫腐败而疗惊狂。

蜀漆，苦寒疏利，扫秽行瘀，破坚化积，清涤痰涎，涌吐垢浊，是以善医痎疟惊狂之病。

洗去腥用。

◆《金匮》蜀漆散

蜀漆、云母、龙骨等分。为散，未发前浆水服半钱匕。温疟加蜀漆半分，临发时服一钱匕。

治牝疟，多寒者。寒湿之邪，客于少阳之部，郁遏阳气，不得外达。阳气发于阴邪之内，重阴闭束，莫能透越，鼓搏振摇，则生寒战。阳郁热盛，透围而出，是以发热。阳气蓄积，盛而后发，故至期病作，应如潮信。阳旺则蓄而即盛，故日与邪争，阳衰则久而方振，故间日而作。阳进则一郁即发，锐气倍常，故其作日早，阳退则闭极方通，渐至困乏，故其作日晏。作之日早，则邪退日速，作之日晏，则邪退日迟。作晏而退迟者，阳衰不能遽发，是以寒多。阳败而终不能发，则绝寒而无热矣。云母泻其湿寒，龙骨收其腐败，蜀漆排决陈宿，以达阳气也。

◆《伤寒》救逆汤 方在龙骨

用之治伤寒火劫，亡阳惊狂，起卧不安者。以阳亡湿动，君相离根，浊阴上填，心宫胶塞，蜀漆除道而清君侧也。（《长沙药解·卷一·蜀漆》）

鼠胆

鼠胆 味苦，性寒，入手少阴心、足少阳胆、足厥阴肝经。点目昏，滴耳聋。

鼠胆，涂箭镞不出，聤耳汁流。

鼠粪名两头尖，治伤寒劳复，男子阴易，通室女子经闭，收产妇阴脱，疗痈疽乳吹，犬咬鼠瘘。日华子谓其明目，然误入食中，令人目黄成疸，亦非明目之品。(《玉楸药解·卷五·禽兽部·鼠胆》)

鼠妇

鼠妇 味酸，微寒，入足厥阴肝经。善通经脉，能化癥瘕。

炒枯存性，研细用。鼠妇，湿生虫，在砖石下，形如蠹鱼。

◆《金匮》**鳖甲煎丸**方在鳖甲

用之治病疟日久，结为癥瘕，以其破血而消坚也。(《长沙药解·卷二·鼠妇》)

水银

水银 味辛，性寒，入手少阴心、足少阴肾经。杀虫去虱，止痛拔毒。

水银，大寒至毒，治疥癣痔瘘，杨梅恶疮，灭白癜粉疱。但可涂搽，不可服饵，服之痿阳绝产，筋挛骨痛，

古人服方士烧炼水银，以为不死神丹。殒命夭年，不可胜数，帝王将士多被其毒。古来服食求神仙，多为药所误，其由来远矣。

勿入疮口。(《玉楸药解·卷三·金石部·水银》)

水蛭

水蛭　味咸、苦，微寒，入足厥阴肝经。善破积血，能化坚癥。

水蛭咸寒，善下沉积之血，最堕胎孕。

炒枯存性，研细用。

◆**《金匮》抵当汤**方在大黄

用之治血结膀胱，少腹硬满。

◆**大黄䗪虫丸**方在大黄

用之治虚劳腹满，内有干血，以其破坚而化积也。(《长沙药解·卷二·水蛭》)

虻虫

虻虫　味酸，微凉，入足厥阴肝经。行血通经，消瘀化凝。

虻虫辛凉清利，善行凝瘀，而通血脉。其诸主治，疗水肿，逐湿痹，下癥块，破瘀血，洗隐疹风瘙，敷脚膝肿痛。

七月七日采细叶，阴干百日用。

◆**《金匮》王不留行散**方在王不留行

用之治病金疮，以其行血而消瘀也。(《长沙药解·卷二·虻虫》)

松子仁

松子仁 味甘、辛，气平，入手太阴肺、手阳明大肠、手少阴心、足厥阴肝经。润燥清风，除湿开痹。

松子仁与柏子仁相同，收涩不及而滋润过之，润肺止咳，滑肠通秘，开关逐痹，泽肤荣毛，亦佳善之品。研揩须发，最生光泽。

松子大如豆粒，光头三角，出云南、辽东，中原无此。

附：松香、松节、松花

松香，治疗痈疽疥癣，秃疮血瘘，止痛生肌，排脓收口，止崩除带，强筋固齿，厉节疼痛，阴囊湿痒。

松节，治腰腿湿痹，筋骨疼痛。

松花，止血。（《玉楸药解·卷二·木部·松子仁》）

苏合香

苏合香 味辛，性温，入手太阴肺、足厥阴肝经。辟鬼驱邪，利水消肿。

苏合香，走散开通，能杀虫辟恶除邪，治肿胀疹癣，气积血癥，调和脏腑，却一切不正之气。（《玉楸药解·卷二·木部·苏合香》）

苏木

苏木 味辛、咸，气平，入足厥阴肝经。调经行血，破瘀止痛。

苏木，善行瘀血。凡胎产癥瘕、疮疡跌扑、一切瘀血皆效。（《玉楸药解·卷二·木部·苏木》）

酸枣仁

枣仁 味甘、酸，入手少阴心、足少阳胆经。宁心胆而除烦，敛神魂而就寐。

枣仁，酸收之性，敛摄神魂，善安眠睡。而收令太过，颇滞中气，脾胃不旺，饮食难消者，当与建中燥土、疏木达郁之品并用，不然则土木皆郁，腹胀吞酸之病作矣。其诸主治，收盗汗，止梦惊。

生用泻胆热多眠，熟用补胆虚不寐。

◆《金匮》酸枣仁汤

酸枣仁二升，甘草一两，茯苓二两，芎䓖二两，知母二两。

治虚劳虚烦不得眠。以土湿胃逆，君相郁升，神魂失藏，故虚烦不得眠睡。甘草、茯苓，培土而泻湿，芎䓖、知母，疏木而清热，酸枣敛神魂而安浮动也。（《长沙药解·卷二·枣仁》）

锁阳

锁阳 味甘，微温，入足厥阴肝经。补血滋阴，滑肠润燥。

锁阳，滋肝养血，润大肠枯燥，荣筋起痿，最助阳事，性与肉苁蓉同。（《玉楸药解·卷一·草部·锁阳》）

獭肝

獭肝 味甘，微温，入足厥阴肝经。补虚益损，止嗽下冲。

獭肝，温中降逆，治虚劳咳嗽上气、痔瘘下血、鬼魅侵侮之证。（《玉楸药

棠梨

棠梨 味酸，性涩，微寒，入手太阴肺、足厥阴肝经。收肠敛肺，止泄除呕。

棠梨，酸涩，功同木瓜，治霍乱吐泻，腹痛转筋。烧食止泄利。(《玉楸药解·卷四·果部·棠梨》)

桃仁

桃仁 味甘、苦、辛，入足厥阴肝经。通经而行瘀涩，破血而化癥瘕。

桃仁，辛苦滑利，通经行血，善润结燥而破癥瘕。其诸主治，止咳逆，平喘息，断崩漏，杀虫蜃，疗心痛，医腹痛，通经闭，润便燥，消心下坚积，止阴中肿痒，缩小儿癫疝，扫男子牙血。

泡，去皮尖。

◆《伤寒》桃核承气汤

桃仁五十枚，甘草、桂枝、芒硝各一两，大黄四两。

治太阳伤寒，热结膀胱，其人如狂，外证已解，但小腹急结者。太阳为膀胱之经，膀胱为太阳之腑，太阳表证不解，经热内传，结于膀胱之腑，血室瘀蒸，其人如狂，是宜攻下。若外证未解，不可遽下，俟其表热汗散，但只小腹急结者，乃用下法。甘草补其中气，桂枝、桃仁，行经脉而破凝瘀，芒硝、大黄，泻郁热而下积血也。

◆**抵当汤**方在大黄

用之治血结膀胱，少腹硬满。

◆**《金匮》鳖甲煎丸**方在鳖甲

用之治久疟不愈，结为癥瘕。

◆**大黄䗪虫丸**方在大黄

用之治虚劳腹满，内有干血。

◆**桂枝茯苓丸**方在桂枝

用之治宿有癥病，胎动下血。

◆**下瘀血汤**方在大黄

用之治产妇腹痛，中有瘀血。

◆**大黄牡丹皮汤**方在大黄

用之治肠痈脓成，其脉洪数，以其破癥瘀而行脓血也。（《长沙药解·卷二·桃仁》）

天花粉

栝蒌根　味甘、微苦，微寒，入手太阴肺经。清肺生津，止渴润燥，舒痉病之挛急，解渴家之淋癃。

清肺之药，最为上品，又有通达凝瘀，清利湿热之长。其诸主治，下乳汁，通月水，医吹奶，疗乳痈，治黄疸，消囊肿，行扑损瘀血，理疮疡肿痛。

◆《金匮》栝蒌桂枝汤

栝蒌根三两，桂枝三两，芍药三两，甘草二两，大枣十二枚，生姜三两。

治太阳痉病，其证备，身体强，几几然，脉沉迟者。太阳之经，外感风寒，发汗太多，因成痉病。其证身热足寒，颈强项急，头摇口噤，背反张，面目赤。发热汗出，而不恶寒者，是得之中风，名曰柔痉。以厥阴风木，藏血而主筋，筋脉枯燥，曲而不伸，是以项强而背反。木枯风动，振荡不宁，是以头摇而齿龄。太阳行身之背，故病在脊背。此因汗多血燥，重感风邪，郁其营气，故病如此。甘、枣补脾精而益营血，姜、桂达经气而泻营郁，芍药、栝蒌，清风木而生津液也。

◆栝蒌瞿麦丸

栝蒌根三两，薯蓣二两，瞿麦一两，茯苓三两，附子一枚。

治内有水气，渴而小便不利者。阳衰土湿，寒水停留，乙木郁遏，不能疏泄，故小便不利。木郁风动，肺津伤耗，是以发渴。瞿麦、苓、附，泻水而温寒，薯蓣、栝蒌，敛肺而生津也。

◆栝蒌牡蛎散

栝蒌根、牡蛎等分。为散，饮服方寸匕，日三服。

治百合病，渴而不差者。百合之病，肺热津伤，必变渴证。津液枯燥，故渴久不止。栝蒌、牡蛎，清金敛肺，生津润燥而止渴也。

◆小青龙汤方在麻黄

治太阳伤寒，内有水气，渴者，去半夏，加栝蒌根三两。

◆小柴胡汤方在柴胡

治少阳伤寒。渴者，去半夏，加人参、栝蒌根，以其凉肃润泽，清金止渴，轻清而不败脾气也。（《长沙药解·卷三·栝蒌根》）

天麻

天麻 味辛，微温，入足厥阴肝经。通关透节，泻湿除风，治中风瘫痹瘫痪、腰膝牵强、手足拘挛之证，兼消壅肿。(《玉楸药解·卷一·草部·天麻》)

天门冬

天冬 味苦，气寒，入手太阴肺、足少阴肾经。清金化水，止渴生津，消咽喉肿痛，除咳吐脓血。

水生于金，金清则水生，欲生肾水，必清肺金，清金而生水者，天冬是也。庸工以地黄血药，而滋肾水，不通极矣！盖肺主化气，气主化水，肺中之气，氤氲如雾，雾气清降，化而为水。其精液藏于肾而为精，其渣滓渗于膀胱而为尿。天暑衣厚，则表开而外泄，天寒衣薄，则表合而内注，汗尿一也，外内不同耳。而肺金化水，必因土燥，阳明庚金，燥气司权，收敛戊土之湿，化而为燥，胃气右转，肺气肃降，而水化焉。此如凉秋变序，白露宵零也。土湿则中郁而胃逆，肺金莫降，雾气凝塞，淫蒸而化痰涎，水源绝矣。

天冬，润泽寒凉，清金化水之力，十倍麦冬，土燥水枯者，甚为相宜。阳明伤寒之家，燥土贼水，肠胃焦涸，瘟疫斑疹之家，营热内郁，脏腑燔蒸，凡此闭涩不开，必用承气。方其燥结未甚，以之清金泻热，滋水滑肠，本元莫损，胜服大黄。又疮疡热盛，大便秘塞，重剂酒煎热饮亦良。肾阴有盛而无衰，宜温不宜补，土燥水枯之证，外感中止有此种，至于别经伤寒，此证甚少。若内伤杂病，率皆阳旺土湿，未有水亏者。土胜而水负则生，水胜而土负则死。天冬证绝不偶见，未可轻服。其性寒滑湿濡，最败脾胃而泻大肠，阳亏阴旺，土湿便滑者，宜切忌之。久服不已，阳败土崩，无有不死。后世庸工，以此杀人，不可胜数。凡肺痿肺痈，吐衄嗽喘，一切上热之证，非土燥阳实者，概不宜此，用者慎之！其有水亏宜饵者，亦必制以渗利之味，防其助湿。

土湿胃逆，痰涎淫生，愈服愈滋，而水源愈竭矣，是犹求水于阳燧也。其诸主治，止咳逆，定喘促，愈口疮，除肿痛，疗肺痿，治肺痈，去痰涎，解消渴，利小便，滑大肠。

◆《伤寒》麻黄升麻汤方在麻黄

用之治厥阴伤寒，大下后，咽喉不利，吐脓血，泄利不止者，以其清火逆而利咽喉，疗肺痈而排脓血也。(《长沙药解·卷三·天冬》)

天雄

天雄 味辛，性温，入足少阴肾、足厥阴肝经。驱寒泻湿，秘精壮阳，温肾荣筋，治阳痿精滑，膝挛腰痛，心腹疼痛，胸膈痰水，续筋接骨，化癖消癥，排痈疽脓血，起风痹瘫痪，治霍乱转筋。

天雄即附子长大者，制法与附子同，煨，去皮脐，切片，隔纸焙干。稍生服之，则麻木昏晕。(《玉楸药解·卷一·草部·天雄》)

天竺黄

天竺黄 味甘，性寒，入手少阴心、足少阳胆经。泻热宁神，止惊除痰。

天竺黄，清君相火邪，治惊悸癫痫，中风痰迷，失音不语，明目安心，清热解毒。(《玉楸药解·卷二·木部·天竺黄》)

甜瓜

甜瓜 味甘，性寒，入足大阴脾、足阳明胃经。清烦止渴，解暑凉蒸。

甜瓜，甘寒疏利，甚清暑热，但泻胃滑肠，阳衰土湿者，食之必泄利，生冷败脾，以此为最。(《玉楸药解·卷四·果部·甜瓜》)

铁锈

铁锈 味咸，气平，入手太阴肺、足厥阴肝经。消肿败毒，降逆清热。

铁锈，重坠清降。消肿毒恶疮，疗蜘蛛蜈蚣诸伤。(《玉楸药解·卷三·金石部·铁锈》)

葶苈子

葶苈 味苦、辛，性寒，入足太阳膀胱经。破滞气而定喘，泻停水而宁嗽。

葶苈，苦寒迅利，行气泻水，决壅塞而排痰饮，破凝瘀而通经脉。凡停痰宿水、嗽喘肿胀之病，甚奏奇功。月闭经阻，夜热毛蒸之疾，亦有捷效。

◆《金匮》葶苈大枣泻肺汤

葶苈捣丸如弹子大，大枣十二枚。

治支饮，喘不得息。饮阻肺津下降之路，肺气壅碍，喘不得息。大枣补脾精而保中气，葶苈泻肺壅而决支饮也。又治肺痈，喘不得卧者。以土湿胃逆，浊气痞塞，腐败瘀蒸，化而为脓。肺气阻格，喘不得卧。大枣补脾精而保中气，葶苈破肺壅而排脓秽也。

◆《伤寒》**大陷胸丸**方在大黄

用之，治太阳结胸，以其开痹塞而泻痰饮也。(《长沙药解·卷四·葶苈》)

通草

通草 味辛，入足厥阴肝、手少阴心、足太阳膀胱经。行血脉之瘀涩，利水道之淋癃。

通草疏利壅塞，开通隧道，善下乳汁，而通月水。故能治经络结涩，性尤长于泻水。其诸主治，通经闭，下乳汁，疗黄疸，消水肿，开淋涩，消痈疽，利鼻痈，除心烦。

◆《伤寒》**当归四逆汤**方在当归

用之，治厥阴病，手足厥冷，脉细欲绝。以其通经络而开结涩也。(《长沙药解·卷四·通草》)

铜青

铜青 味咸，气平，入手太阴肺、足厥阴肝经。止血行痰，消肿合疮。

铜青，即铜绿，酸涩，能合金疮，止血流，平牙疳肉蚀，收烂弦冷泪，消臁疮顽癣，疗痔瘘杨梅，去风杀虫，生发点痣。功专外用，不入汤丸。医书用吐痰，殊非良法。(《玉楸药解·卷三·金石部·铜青》)

童便

人尿 味咸，气臊，性寒，入手少阴心经。清心泻火，退热除烦。

水曰润下，润下作咸。水入膀胱，下从寒水化气，是以咸寒而清火，除烦而泻热。性能止血，而寒泻脾阳，不宜中虚家。

用童子小便清白者。

◆**《伤寒》白通加猪胆汁汤** 方在猪胆汁

用之治少阴病，下利，厥逆无脉，干呕烦者。以手足少阴，水火同居，少阴经病，水火不交，癸水下旺，丁火上炎，是以烦生。猪胆汁清相火而止呕，人尿清君火而除烦也。（《长沙药解·卷四·人尿》）

土茯苓

土茯苓 味甘，气平，入足少阴肾经。利水泻湿，燥土健中，壮筋骨而伸拘挛，利关节而消壅肿，最养脾胃，甚止泄利。

土茯苓，燥土泻湿，壮骨强筋，止泄敛肠，极有殊效。善治痈疽瘰疬，杨梅恶疮。（《玉楸药解·卷一·草部·土茯苓》）

土瓜根

土瓜根 味苦，微寒，入足厥阴肝经。调经脉而破瘀涩，润肠燥而清阴癃。

土瓜根苦寒滑利，善行经脉，破瘀行血，化癖消癥。其诸主治，通经闭，下乳汁，消瘰疬，散痈肿，排脓血，利小便，滑大肠，疗黄疸，坠胎孕。

◆《金匮》土瓜根散

土瓜根、䗪虫、桂枝、芍药等分。为散，酒服方寸匕，日进三服。

治女子经水不利，一月再见，少腹满痛者。以肝主藏血而性疏泄，木郁不能疏泄，血脉凝涩，故经水不利。木郁风动而愈欲疏泄，故一月再见。风木遏陷，郁塞冲突，故少腹满痛。从此郁盛而不泄，则病经闭，泄多而失藏，则病血崩。桂枝、芍药，疏木而清风，土瓜根、䗪虫，破瘀而行血也。又治阴门癫肿者，以其行血而达木也。肝气郁陷，则病癫肿。又导大便结硬者，以其泻热而润燥也。阳明伤寒，自汗出，小便利，津液内竭，而便硬者，当须自欲大便，蜜煎导而通之，土瓜根、猪胆汁皆可为导。《肘后方》：土瓜根汁，入少水，内筒，吹入肛门内，取通。(《长沙药解·卷二·土瓜根》)

菟丝子

菟丝子 味酸，气平，入足少阴肾、足厥阴肝经。敛精利水，暖膝温腰。

菟丝子，酸涩敛固，治遗精淋漓，膝冷腰痛。但不宜于脾胃，久服中宫壅塞，饮食不化，不可用以误人。(《玉楸药解·卷一·草部·菟丝子》)

腽肭脐

腽肭脐（海狗肾） 味咸，性热，入足少阴肾、足厥阴肝经。补精暖血，起痿壮阳。

腽肭脐，温暖肝肾，治宗筋痿弱，精冷血寒，破坚癥老血，治鬼交梦遗，健膝强腰，补虚益损，洗阴痒生疮。(《玉楸药解·卷六·鳞介鱼虫部·腽肭脐》)

王不留行

王不留行　味苦，入足厥阴肝经。疗金疮而止血，通经脉而行瘀。

王不留行通利经脉，善治金疮而止血。其诸主治，止鼻血，下乳汁，利小便，出诸刺，消发背痈疽。

八月八日采苗，阴干百日用。

◆《金匮》王不留行散

王不留行十分，蒴藋细叶十分，桑东南根白皮十分，甘草十八分，厚朴二分，川椒三分，干姜二分，黄芩二分，芍药二分。

治病金疮。以金疮失血，温气外亡，乙木枯槁，风燥必动。甘草培其中气，厚朴降其浊阴，椒、姜补温气而暖血，芩、芍清乙木而息风，蒴藋化凝而行瘀，桑根、王不留行，通经而止血也。(《长沙药解·卷二·王不留行》)

威灵仙

威灵仙　味苦，微温，入足太阴脾、足厥阴肝经。起痛开痹，化癥行痰。

威灵仙，泻湿驱风，行痰逐饮，治手顽足痹，腰痛膝软，老血宿癥，积水停痰。虚家勿用。(《玉楸药解·卷一·草部·威灵仙》)

葳蕤

葳蕤　味甘，入手太阴肺经。清肺金而润燥，滋肝木而清风。

葳蕤，和平滋润，化气生津，解渴除烦，清金利水，益气润燥。其诸主治，止消渴，通淋涩，润皮肤，去黑䵟，疗目眦赤烂，治眼睛昏花。即玉竹。

《三国志·华佗传》：以漆叶青黏散方，授弟子樊阿，谓可服食长生，青黏即玉竹也。

◆《伤寒》麻黄升麻汤方在麻黄

用之治厥阴病，咽喉不利，吐脓血者，以金受火刑，葳蕤清金而润燥也。（《长沙药解·卷三·葳蕤》）

蕤仁 味甘，微温，入手太阴肺、足厥阴肝经。明目止疼，退赤收泪。

蕤仁，理肺疏肝，治眼病赤肿，目烂泪流，鼻痛衄血，痹瘀阻隔。生治多睡，熟治不眠。（《玉楸药解·卷二·木部·蕤仁》）

文蛤

文蛤 味咸，微寒，入手太阴肺、足太阳膀胱经。清金除烦，利水泻湿。

文蛤，咸寒，清金利水，解渴除烦，化痰止嗽，软坚消痞，是其所长。兼医痔疮鼠瘘，胸痹腰疼，鼻口疳蚀，便溺血脱之证。

煅粉，研细用。

◆《伤寒》文蛤散

文蛤。为散，沸汤和服方寸匕。

治太阳中风，应以汗解，反以冷水噀灌，经热被却而不得去，弥更益烦，肉上起粟，意欲饮水，反不渴者。表病不以汗解，反以冷水闭其皮毛，经热莫泻，烦躁弥增。卫郁欲发，升于汗孔，冲突皮肤，凝起如粟。烦热郁隆，意欲饮水，而热在经络，非在脏腑，则反不觉渴，是其己土必当湿旺，若使非湿，表郁燥动，未有不渴者。文蛤除烦而泻湿也。《金匮》治渴欲饮水不止者。以湿土堙郁，乙木不得升泄，则膀胱热壅，辛金不得降敛，则胸膈烦渴，文蛤清金而泻水也。

◆文蛤汤

文蛤五两，石膏五两，生姜三两，杏仁五十枚，麻黄三两，甘草三两，大枣十二枚。温服一升，汗出即愈。

治吐后，渴欲得水，而贪饮者。以水饮既吐，胃气上逆，肺金格郁，刑于相火，是以渴而贪饮。甘草、大枣，补土而益精，石膏、文蛤，清金而泻湿，杏、姜，破壅而降逆，麻黄发表而达郁也。（《长沙药解·卷四·文蛤》）

蜗牛 ●

蜗牛 味咸，性寒，入足太阳膀胱、足厥阴肝经。利水泻火，消肿败毒。

蜗牛，去湿清热，治痔瘘瘰疬，发背脱肛，耳聋鼻衄，喉痹腮肿，目翳面疮，解蜈蚣、蚰蜒、蜂、蝎诸毒。

生捣，烧研，涂敷皆良。（《玉楸药解·卷六·鳞介鱼虫部·蜗牛》）

乌梅 ●

乌梅 味酸，性涩，入足厥阴肝经。下冲气而止呕，敛风木而杀蛔。

乌梅酸涩收敛，泻风木而降冲击，止呕吐而杀蛔虫，善医蛔厥之证。其诸主治，止咳嗽，住泄利，消肿痛，涌痰涎，泻烦满，润燥渴，散乳痈，通喉痹，点黑痣，蚀瘀肉，收便尿下血，止刀箭流血，松霍乱转筋，开痰厥牙闭。

醋浸一宿，去核，米蒸。

◆《伤寒》乌梅丸

乌梅三百个，干姜十两，细辛六两，人参六两，桂枝六两，当归四两，川椒四两，附子六两，黄连一斤，黄柏六两。

治厥阴病，气上冲心，心中疼热，消渴，食即烦生，而吐蛔者。以水寒土湿，木气郁遏，则生蛔虫。木郁风动，肺津伤耗，则病消渴。木郁为热，冲击心君，则生疼热。脏腑下寒，蛔移膈上，则生烦呕。呕而气逆，冲动蛔虫，则病吐蛔。乌梅、姜、辛，杀蛔止呕而降冲气，人参、桂、归，补中疏木而润风燥，椒、附暖水而温下寒，连、柏，泻火而清上热也。(《长沙药解·卷二·乌梅》)

乌梢蛇

乌梢蛇　味咸，气平，入足厥阴肝经。起风瘫，除疥病。

乌梢蛇，穿筋透络，逐痹驱风，治中风麻痹，疥病瘙痒，与白花蛇同。

风癞因风伤卫气，卫敛营郁，营热外发。红点透露，则为疹，红点不透，隐于皮里，是为瘾疹，隐而不发，血热瘀蒸，久而肌肤溃烂，则成痂癞。仲景有论及之，而后世不解，用搜风之物，枉害生灵，无补于病。诸如此类，概不足取也。(《玉楸药解·卷六·鳞介鱼虫部·乌梢蛇》)

乌头

乌头　味辛、苦、温，入足厥阴肝、足少阴肾经。开关节而去湿寒，通经络而逐冷痹，消腿膝肿疼，除心腹痃痛。治寒疝最良，疗脚气绝佳。

乌头，温燥下行，其性疏利迅速，开通关膝，驱逐寒湿之力甚捷。凡历节脚气、寒疝冷积、心腹疼痛之类，并有良功。

制同附子，蜜煎，取汁用。

◆《金匮》乌头汤

乌头五枚，麻黄三两，甘草三两，黄芪三两，芍药三两。

治历节肿疼，不可屈伸。以湿寒浸淫，流注关节，经络郁阻，故作肿痛。甘草培土，芍药清肝，黄芪行其卫气，麻黄通其经脉，乌头去其湿寒也。

◆乌头赤石脂丸

乌头一分，炮，蜀椒一分，干姜一两，附子半两，赤石脂一两。

治心痛彻背，背痛彻心。以寒邪冲逆，凌逼宫城。赤石脂保其心君，乌、附、椒、姜，驱逐其寒邪也。

◆大乌头煎

大乌头五枚。水三升，煎一升，去滓，入蜜二斤，煎令水老。

治寒疝，脐痛腹满，手足厥冷。以水寒木郁，不得发越，阴邪凝结，冲突作痛。乌头破寒气之凝，蜜煎润风木之燥也。

◆乌头桂枝汤

乌头三枚，桂枝三两，芍药三两，甘草二两，生姜三两，大枣十二枚，蜜二升，煎乌头，减半，去滓，以桂枝汤五合，煎一升。

治寒疝腹痛。以肝肾寒邪，同犯脾土，桂枝补土疏木，乌头破其寒凝也。

◆赤丸方在朱砂

用之治寒气厥逆，以其驱寒而降逆也。（《长沙药解·卷四·乌头》）

乌药 ●

乌药 味辛，气温，入足阳明胃、足太阴脾、手太阴肺经。破瘀泻满，止痛消胀。

乌药，辛散走泻，治痛满吐利、胀肿喘息、寒疝冲突、脚气升逆之证。但不宜虚家，庸工以之治虚满之病，非良法也。(《玉楸药解·卷二·木部·乌药》)

乌贼骨

乌鲗鱼 味咸，气平，入足厥阴肝经。行瘀止血，磨障消癥。

乌鲗鱼骨，善能敛新血而破瘀血。《素问》治女子血枯，先唾血，四肢清，目眩，时时前后血，以乌鲗鱼骨、茜茹为末，丸以雀卵。血枯必由夫血脱，血脱之原，缘瘀滞不流，经脉莫容。乌贼骨行瘀固脱，兼擅其长，故能著奇功。其诸治效，止吐衄崩带，磨翳障癥瘕，疗跌打汤火，泪眼雀目，重舌鹅口，喉痹耳聤，缩瘿消肿，拔疔败毒，敛疮燥脓，化鲠止痢，收阴囊湿痒，除小便血淋。(《玉楸药解·卷六·鳞介鱼虫部·乌鲗鱼》)

无名异

无名异 味咸，气平，入足少阴肾、足厥阴肝经。接骨续筋，破瘀消肿。

无名异，燥湿行瘀，消肿止痛，治金疮打损、筋断骨折、痛疽杨梅、痔瘘瘰疬、脚气臁疮之类。

无名异善收湿气，调漆炼油，其干甚速，至燥之品。(《玉楸药解·卷三·金石部·无名异》)

芜荑

芜荑 味辛，气平，入足厥阴肝经。杀虫破积，止痢消疮。

芜荑，杀脏腑诸虫，磨气积血癥。治痔瘘疥癣、一切诸疮，止寒冷痢。
（《玉楸药解·卷二·木部·芜荑》）

吴茱萸

吴茱萸 味辛、苦，性温，入足阳明胃、足太阴脾、足厥阴肝经。温中泻湿，开郁破凝，降浊阴而止呕吐，升清阳而断泄利。

吴茱萸辛燥之性，泻湿驱寒，温中行滞，降胃逆而止呕吐，升脾陷而除泄利，泻胸膈痞满，消脚膝肿痛，化寒痰冷饮，去嗳腐吞酸，逐经脉关节一切冷痹，平心腹胸首各种寒痛，熨胁腹诸癥，杀脏腑诸虫，医霍乱转筋，疗疝气痛坠。

热水洗数次用。

◆《伤寒》吴茱萸汤

吴茱萸一升，人参三两，生姜六两，大枣十二枚。

治阳明伤寒，食谷欲呕者。胃气顺降，则纳而不呕，胃气逆升，则呕而不纳。人参、大枣，培土而补中，吴茱萸、生姜，温胃而降逆也。治厥阴病，干呕吐涎沫，头痛者。以土虚木郁，中气被贼，胃逆不降，浊气上冲，是以头痛干呕。湿气凝瘀，是以常吐涎沫。人参、大枣，培土而补中，茱萸、生姜，降逆而疏木也。治少阴病，吐利，手足厥冷，烦躁欲死者。以寒水侮土，脾陷胃逆，则吐利兼作。中气亏败，四肢失温，则手足厥冷。坎阳离根，散越无归，则烦躁欲死。人参、大枣，培土而补中，茱萸、生姜，降逆而升陷也。《金匮》治呕而胸满者。以中虚胃逆，浊气冲寒，故呕而胸满。人参、大枣，培土而补中，茱萸、生姜，降逆而泻满也。

◆《伤寒》当归四逆加吴茱萸生姜汤

当归、芍药、桂枝、通草各三两，细辛、甘草各二两，大枣十五枚，吴茱萸一升，生姜半斤。水六升，清酒六升，合煮。分三服。

治厥阴病，手足厥冷，脉细欲绝，内有久寒者。以土主四肢，而手足之温暖，经脉之充畅者，赖厥阴乙木之力。以乙木性温，藏营血而孕君火，灌经络而主肢节也。积寒内瘀，肝血冷涩，不能四运，故肢寒而脉细。当归四逆补营血而通经脉，茱萸、生姜，温寒凝而行阴滞也。

◆《金匮》温经汤

当归、阿胶、芍药、川芎、桂枝、丹皮、人参、甘草、干姜各二两，半夏、麦冬各一升，吴茱萸三两。水一斗，煮三升，分温三服。亦主妇人少腹寒，久不受胎。兼崩中去血。或月水来过多，或至期不来。

治妇人带下，下利不止，暮即发热，腹满里急，掌热口干。以曾半产，瘀血在腹，阻隔清阳升达之路，肝脾郁陷，故腹满里急。风木疏泄，故带下泄利。君火上逆。故手掌烦热，唇口干燥。暮而阳气不藏，是以发热。归、阿、芍药，养血而清风，丹、桂、芎䓖，破瘀而疏木。半夏、麦冬，降逆而润燥，甘草、人参，补中而培土，茱萸、干姜，暖肝而温经也。(《长沙药解·卷一·吴茱萸》)

蜈蚣

蜈蚣　味辛，微温，入足厥阴肝经。坠胎破积，拔脓消肿。

蜈蚣，辛温毒悍，能化癥消积杀虫，解毒蛊，治瘰疬痔瘘，秃疮便毒，疗蛇瘕蛇咬，虫瘴蛇蛊。庸工以治惊痫抽搐，脐风口噤。(《玉楸药解·卷六·鳞

介鱼虫部·蜈蚣》)

五倍子

五倍子　味酸，气平，入手太阴肺、手阳明大肠经。收肺除咳，敛肠止利。

五倍，酸收入肺，敛肠坠，缩肛脱，消肿毒，平咳逆，断滑泄，化顽痰，止失红，敛溃疮，搽口疮，吹喉痹，固盗汗，止遗精，治一切肿毒痔瘘、疥癫金疮之类。

五倍酿法名百药煎，与五倍同功。(《玉楸药解·卷六·鳞介鱼虫部·五倍子》)

五加皮

五加皮　味辛，微温，入足厥阴肝经。逐湿开痹，起痿伸挛。

五加皮，通关泻湿，壮骨强筋，治腰痛膝软、足痿筋拘、男子阳痿囊湿、女子阴痒阴蚀、下部诸证。(《玉楸药解·卷二·木部·五加皮》)

五灵脂

五灵脂　味辛，微温，入足厥阴肝经。开闭止痛磨坚。

五灵脂，最破瘀血，善止疼痛。凡经产跌打诸瘀，心腹胁肋诸痛皆疗。又能止血，凡吐衄崩漏诸血皆收。生用行血，熟用止血。(《玉楸药解·卷五·禽兽部·五灵脂》)

五味子

五味子 味酸、微苦、咸，气涩，入手太阴肺经。敛辛金而止咳，收庚金而住泄，善收脱陷，最下冲逆。

小青龙汤，治痰饮咳逆，饮去咳止，气从少腹上冲胸咽者，以桂苓五味甘草汤治其气冲。咳嗽冲逆者，辛金之不敛也，泄利滑溏者，庚金之不敛也。五味酸收涩固，善敛金气，降辛金之上冲而止咳逆，升庚金之下脱而止滑泄，一物而三善备焉。金收则水藏，水藏则阳秘，阳秘则上清而下温，精固而神宁，是亦虚劳之要药也。

◆ **《伤寒》小青龙汤**方在麻黄

治太阳伤寒，心下有水气，干呕，发热而咳。用五味、干姜、细辛，敛肺降逆，以止咳嗽。

◆ **小柴胡汤**方在柴胡

治少阳伤寒。若咳者，去人参、大枣、生姜，加五味、干姜。

◆ **真武汤**方在茯苓

治少阴病，内有水气，腹痛下利。若咳者，加五味半升，细辛、干姜各一两。

◆ **四逆散**方在甘草

治少阴病，四逆，咳者，加五味、干姜各五分，并主下利。

《金匮》厚朴麻黄汤方在厚朴、射干麻黄汤方在射干并用之，以治咳嗽。

（《长沙药解·卷三·五味子》）

西瓜

西瓜 味甘，微寒，入手太阴肺、足太阳膀胱、足阳明胃经。清金除烦，利水通淋。

西瓜甘寒疏利，清金利水，涤胸膈烦躁，泻膀胱热涩，最佳之品。脾胃寒湿，取汁热服。（《玉楸药解·卷四·果部·西瓜》）

吸铁石

吸铁石 味辛，微寒，入足少阴肾、手太阴肺经。补肾益精。

吸铁石，收敛肺肾，治耳聋目昏，喉痛颈核，筋羸骨弱，阳痿脱肛，金疮肿毒，咽铁吞针。敛肝止血，种种功效，悉载《本草》。庸工用之，殊无应验，非药石中善品也。

火煅，醋淬，研细，水飞。（《玉楸药解·卷三·金石部·吸铁石》）

犀角

犀角 味苦、酸，性寒，入足厥阴肝、足少阳胆、手少阴心经，泄火除烦，解毒止血。

犀角，寒凉泻火，治胸膈热烦，口鼻吐衄、瘟疫营热发斑，伤寒血瘀作狂，消痈疽肿痛，解饮食药饵、山水瘴疠诸毒。

凡劳伤吐衄之证，虽有上热，而其中下两焦，则是寒湿当与温中燥土之药并用。庸工犀角地黄一方，犀角可也，地黄泻火败土，滋湿伐阳，则大不可矣。（《玉楸药解·卷五·禽兽部·犀角》）

豨莶草

豨莶草 味苦，气寒，入足厥阴肝经。止麻木，伸拘挛，通利关节，驱逐风湿，疮疡痈肿，服涂皆善。

研末，热酒冲服，治疗疮肿毒，汗出则愈。不可治中风。(《玉楸药解·卷一·草部·豨莶草》)

蜥蜴

蜥蜴 味咸，性寒，入手太阴肺、足太阳膀胱、足少阴肾、足厥阴肝经。消癞通淋，破水积，治瘘疮。

蜥蜴亦名石龙子，能吐雹祈雨，故善通水道。

酥炙，研细用。(《玉楸药解·卷六·鳞介鱼虫部·蜥蜴》)

细辛

细辛 味辛，温，入手太阴肺、足少阴肾经。降冲逆而止咳，驱寒湿而荡浊，最清气道，兼通水源。

细辛，温燥开通，利肺胃之壅阻，驱水饮而逐湿寒，润大肠而行小便，善降冲逆，专止咳嗽。其诸主治，收眼泪，利鼻壅，去口臭，除齿痛，通经脉，皆其行郁破结，下冲降逆之力也。

肺以下行为顺，上行则逆，逆则气道壅阻，而生咳嗽。咳嗽之证，由于肺金不降，收气失政，刑于相火。其间非无上热，而其所以不降者，全因土湿而胃逆。戊土既湿，癸水必寒，水寒土湿，中气不运，此肺金咳逆之原也。

当火炎肺热之时，而推其原本，非缘寒气冲逆，则由土湿埋塞，因而水饮

220

停瘀者，十居七八。然则上热者，咳嗽之标，水饮湿寒者，咳嗽之本也。

外感之咳，人知风寒伤其皮毛，而不知水饮湿寒实伤其腑脏。盖浊阴充塞，中气不运，肺金下达之路既梗，而孔窍又阖，里气愈阻，肺无泄窍，是以宗气壅迫，冲逆而为咳。若使里气豁通，则皮肤虽闭，而内降有路，不至于此也。

◆《伤寒》小青龙汤 方在麻黄

治太阳伤寒，心下有水气，干呕，发热而咳。用细辛、干姜、五味，降逆敛肺，以止咳嗽。《金匮》以治痰饮，咳逆倚息。饮去咳止，气从少腹上冲胸咽，用桂苓五味甘草，治其气冲。冲气既低，而反更咳胸满者，用桂苓五味甘草去桂加干姜细辛方在干姜，治其咳满。

◆《伤寒》真武汤 方在茯苓

治少阴病，内有水气，腹痛下利。若咳者，加五味半升，细辛、干姜各一两。是皆小青龙之法也。

◆防己黄芪汤 方在防己

治风湿脉浮身重，气冲者，加桂枝三分，下有陈寒者，加细辛三分。风木冲逆，则用桂枝，寒水冲逆，则用细辛，此治冲逆之良法也。

《金匮》厚朴麻黄汤 方在厚朴、射干麻黄汤 方在射干皆用之，以治咳而下寒者。

麻黄附子细辛汤 方在麻黄、麻辛附子汤 方在桂枝、大黄附子汤 方在大黄、赤丸 方在乌头、乌梅丸 方在乌梅皆用之，以治寒气之冲逆也。（《长沙药解·卷三·细辛》）

夏枯草

夏枯草 味苦、辛，气寒，入足厥阴肝、足少阳胆经。凉营泻热，散肿消坚，治瘰疬、瘿瘤、扑伤、血崩、带下、白点汗斑诸证。

鲜者熬膏佳。（《玉楸药解·卷一·草部·夏枯草》）

仙灵脾

仙灵脾 味辛、苦，微温，入足少阴肾、足厥阴肝经。荣筋强骨，起痿壮阳。

仙灵脾，滋益精血，温补肝肾，治阳痿不举，阴绝不生。消瘰疬，起瘫痪，清风明目，益志宁神。

亦名淫羊藿。

羊脂拌炒。（《玉楸药解·卷一·草部·仙灵脾》）

仙茅

仙茅 味辛，气温，入足少阴肾、足厥阴肝经。壮骨强筋，暖腰温膝。

仙茅，暖水荣木，复脉清风，滋筋力，益房帏，治玉麈痿软，皮肤风癞。

去毛，糯米浸汁，去赤汗。（《玉楸药解·卷一·草部·仙茅》）

苋实

苋实 味甘，性寒，入手阳明大肠、足太阳膀胱、足厥阴肝经，去翳明目，杀蛔清风。

苋实清利肝肺，治青盲瞖目、白翳黑花，疏木杀虫，滑肠利水，通利大小二便。(《玉楸药解·卷八·杂类·苋实》)

香橙

香橙 味酸，入手太阴肺经。宽胸利气，解酒消瘿。

香橙，善降逆气，止恶心，消瘰疬瘿瘤。(《玉楸药解·卷四·果部·香橙》)

香附

香附 味苦，气平，入足太阴脾、足厥阴肝经。开郁止痛，治肝家诸证。

但肝以风木之气，升达不遂，则生风燥，香附降伏之性，最不相宜，香燥之气，亦正相反。庸工香附诸方造作，谬妄不通。(《玉楸药解·卷一·草部·香附》)

香薷

香薷 味辛，微温，入足阳明胃、足大阳膀胱经。利水泻湿，止呕断利，温胃调中，治霍乱、腹痛、吐利之证，利小便，消水肿，止鼻衄，疗脚气。庸工用之治暑病。(《玉楸药解·卷一·草部·香薷》)

香橼

香橼　味苦、酸，微凉，入手太阴肺经。清金下气，止嗽除痰。

香橼长于行气。(《玉楸药解·卷四·果部·香橼》)

象皮

象皮　味咸，气平，入足太阳膀胱经。合疮口，生肌肤。

象皮，治金疮不合，一切疮疡，收口生肌俱捷。

烧灰存性，研细用。

象牙治诸刺入肉伤喉。敷饮皆效。(《玉楸药解·卷五·禽兽部·象皮》)

橡子

橡子　味苦，涩，气平，入足太阴脾、手阳明大肠经。健脾消谷，涩肠止痢。

橡子，苦涩收敛，暖胃固肠，消食止泄，治泄利脱肛，断痔瘘失血，磨涂痈疽坚硬不消。壳止下利便血，带下崩中，乌须染发，性最敛涩。(《玉楸药解·卷四·果部·橡子》)

硝石

硝石　味咸、苦，性寒，入足太阳膀胱、足太阴脾经。清己土而退热，利壬水而泻湿。

硝石，扫地霜熬成，在上者，锋芒细白，是谓芒硝，水底成块者，谓之硝石。其性重浊下行，善于利水泻热，消瘀化腐，故能医黄疸之疾。

◆《金匮》硝矾散

硝石、矾石等分。为散，大麦粥汁合服方寸匕。病从大小便去，大便黑，小便黄。

治女劳黑疸，日晡发热，而反恶寒，足下热，膀胱急，少腹满，其腹如水状，身尽黄，额上黑，因作黑疸，大便黑，时溏。以女劳泻其肾阳，久而水寒土湿，乙木遏陷，郁生下热，攻逼己土，己土受之，湿亦化热，以其湿热传于膀胱，而木郁不能疏泄，故小便黄涩而不利。一感风邪，泻其卫气，卫气愈泻而愈敛，皮毛遂闭，膀胱瘀热，下不能泄而表不能达，因而淫溢经络，熏蒸肌肤，而发黄色。乙木陷于壬水，积郁莫散，则少腹胀满而膀胱迫急。日晡土旺之时，湿盛热发而木郁阳陷，故足下常热而身反恶寒。太阳膀胱之经，自目之内眦上额交颠，经气上逆，故额见黑色。久而土负水胜，黄化而黑，因成黑疸。谷渣不从土化而从水化，因而大便亦黑。水从脾胃而侮土，则大便黑。土传膀胱而克水，则小便黄。总之，皆由于木邪，以肝主五色，入肾为黑，入脾为黄也。硝石咸苦，清热瘀而泻木，矾石酸涩，收湿淫而泻水也。

水中土木之郁，泻于小便，故其色黄，土中水木之郁，泻于大便，故其色黑。黑疸水陆瘀涩，隧路梗阻，硝石咸寒之性，直达下脘，利水路而泻谷道，合之矾石涤荡郁陈，注于二便，腐败扫除，正气清通。继以补中养火之剂，垂尽之命，可以再延也。

◆ 大黄硝石汤 方在大黄

治黄疸腹满，小便不利，用之以清膀胱之湿热也。(《长沙药解·卷四·硝石》)

小麦

小麦　味甘、微苦，《素问》：肺色白，宜食苦，麦、羊肉、杏、薤皆苦。小麦是手太阴药。入足太阴脾、足阳明胃、手太阴肺经。润辛金之枯燥，通壬水之淋涩，能清烦渴，善止悲伤。

小麦粥生津止渴，除烦泻热。

◆《金匮》甘麦大枣汤

甘草三两，小麦一升，大枣十枚。

治妇人脏躁，悲伤欲哭，数欠伸者。以厥阴风木之气，最耗精血，风动而伤肺津，金燥则悲伤欲哭。五脏之志，在肺为悲，在肾为恐，五脏之声，在肺为哭。盖肺金燥降，则化肾水，物情喜升而恶降，升则得意而为喜，降则失意而为恐，悲者，恐之先机也。阳气将降，则生欠伸，欠伸者，阴引而下，阳引而上，未能即降也。甘草培土，大枣滋乙木而息风，小麦润辛金而除燥也。此与消渴，俱厥阴病。

◆白术散方在白术

用之治心烦作呕，以其清心而除烦也。

◆枳实芍药散方在枳实

用之治痈脓，以其泻热而除湿也。（《长沙药解·卷一·小麦》）

薤白

薤白　味辛，气温，入手太阴肺、手阳明大肠经。开胸痹而降逆，除后重而升陷，最消痈痛，善止滑泄。

肺病则逆，浊气不降，故胸膈痹塞，肠病则陷，清气不升，故肛门重坠。薤白辛温通畅，善散壅滞，辛金不至上壅，故痹者下达而变冲和，庚金不至下滞，故重者上达而化轻清。其诸主治，断泄痢，除带下，安胎妊，散疮疡，疗金疮，下骨鲠，止气痛，消咽肿，缘其条达凝郁故也。

◆《伤寒》四逆散方在甘草

治少阴病，四逆，泄利下重者，加薤白三升，以其行滞而升陷也。

《金匮》栝蒌薤白白酒汤、栝蒌薤白半夏汤二方在栝蒌、枳实薤白桂枝汤方在枳实并用之，治胸痹心痛，以其破壅而降逆也。（《长沙药解·卷三·薤白》）

辛夷

辛夷 味辛，微温，入手太阴肺、足阳明胃经。泻肺降逆，利气破壅。

辛夷，降泻肺胃。治头痛，口齿疼，鼻塞，收涕去鼽，散寒止痒，涂面润肤，吹鼻疗疮。

亦名木笔花。（《玉楸药解·卷二·木部·辛夷》）

新绛

新绛 味平，入足厥阴肝经。行经脉而通瘀涩，敛血海而止崩漏。

新绛利水渗湿，湿去则木达而血升，故能止崩漏。其诸主治，止崩漏、吐衄、泄利诸血，诸血证皆缘土湿，以中气湿郁，故上溢而下泄也。除男子消渴，消渴，厥阴风木之病，亦缘太阴土湿。通产后淋沥。

止血，烧灰存性，研用。消渴、淋沥，煮汤，温服。

◆《金匮》旋覆花汤方在旋覆花

用之治妇女半产漏下，以其敛血而止漏泄也。（《长沙药解·卷二·新绛》）

杏仁

杏仁 味甘、苦，入手太阴肺经。降冲逆而开痹塞，泻壅阻而平喘嗽，消皮腠之浮肿，润肺肠之枯燥，最利胸膈，兼通经络。

肺主藏气，气降于胸膈而行于经络，气逆则胸膈闭阻，而生喘咳。脏病而不能降，因以痞塞，经病而不能行，于是肿痛。杏仁疏利开通，破壅降逆，善于开痹而止喘，消肿而润燥，调理气分之郁，无以易此。其诸主治，治咳逆，疗失音，止咯血，断血崩，杀虫䘌，除齇刺，开耳聋，去目翳，平胬肉，消停食，润大肠，通小便。种种功效，缘其降浊消郁之能事也。

◆《金匮》茯苓杏仁甘草汤

茯苓三两，杏仁五十个，甘草一两。

治胸中痹塞，短气。以土湿胃逆，浊气冲塞，肺无降路，是以短气。茯苓泻湿而消满，杏仁破壅而降逆，甘草补中而培土也。

薯蓣丸方在薯蓣、文蛤汤方在文蛤、厚朴麻黄汤方在厚朴，皆用之以降逆也。

◆《伤寒》麻黄汤方在麻黄

治太阳伤寒，恶风，无汗而喘者。

◆麻杏甘石汤方在麻黄

治太阳伤寒，汗下后，汗出而喘者。

◆**桂枝加厚朴杏子汤**方在厚朴

治太阳中风，下后表未解而微喘者。

◆**小青龙汤**方在麻黄

治太阳伤寒，心下有水气，若喘者，去麻黄，加杏仁半升，皆用之以治喘也。

◆**苓甘五味姜辛半夏加杏仁汤**

茯苓四两，甘草三两，五味半升，干姜三两，细辛三两，半夏半升，杏仁半升。

治支饮呕冒，饮去呕止，其人形肿者。以经气壅滞则为肿，杏仁利气而消滞也。

◆**麻杏薏甘汤**方在麻黄

用之以泻表气之滞。

◆**矾石丸**方在矾石、**大陷胸丸**方在大黄

用之以泻里气之滞也。

◆**麻仁丸**方在麻仁、**大黄䗪虫丸**方在大黄

用之以润燥也。（《长沙药解·卷三·杏仁》）

雄黄 ———————————————————————●

雄黄　味苦，入足厥阴肝经。燥湿行瘀，医疮杀虫。

雄黄，燥湿杀虫，善治诸疮。其诸主治，消肿痛，治疮疡，化瘀血，破癥

块，止泄痢，续折伤，避邪魔，驱虫蛇。

◆《金匮》雄黄散

雄黄，为末，筒瓦二枚合之，烧熏肛门。

治狐惑蚀于肛者。以土湿木陷，郁而生热，化生虫蜃，蚀于肛门，雄黄杀虫而医疮也。

◆升麻鳖甲汤方在升麻

用之治阳毒、阴毒，以其消毒而散瘀也。（《长沙药解·卷二·雄黄》）

熊胆 ●

熊胆　味苦，性寒，入手少阴心、足少阳胆、足厥阴肝经。清心泻热，去翳杀虫。

熊胆，苦寒，清君相二火，泻肝明目，去翳杀虫，宁魂止惊，治牙疳鼻衄、耳疮痔瘘之属。（《玉楸药解·卷五·禽兽部·熊胆》）

续断 ●

续断　味苦，微温，入足厥阴肝经。行血破瘀，敛营补损。

续断，行瘀血而敛新血，崩漏、癥瘕、痛疽、瘰疬、淋漓、痔瘘、跌打、金疮诸血，能止能行。有回虚补损、接骨续筋之力。（《玉楸药解·卷一·草部·续断》）

玄明粉

元明粉 味辛、咸，性寒，入手少阴心、手太阴肺经。泻热除烦，扫癥破结。

元明粉，咸寒疏荡，治心肺烦热，伤寒发狂，眼痛鼻衄，宿滞老癖。

元明粉乃朴硝、萝卜、甘草熬炼而成，是方士造作，以为服食却病。之药泻火伐阳，舍生取死，原非通制，不必用也。（《玉楸药解·卷三·金石部·元明粉》）

玄参

元参 味甘，微苦，入手太阴肺、足少阴肾经。清肺金，生肾水，涤心胸之烦热，凉头目之郁蒸，瘰疬、斑疹、鼻疮、喉痹皆医。

元参，清金补水，凡疮疡热痛、胸膈燥渴、溲便红涩，膀胱癃闭之证俱善。清肺与陈皮、杏仁同服。利水合茯苓、泽泻同服。轻清飘洒，不寒中气，最佳之品。（《玉楸药解·卷一·草部·元参》）

旋覆花

旋覆花 味咸，入手太阴肺、足阳明胃经。行凝涩而断血漏，涤瘀浊而下气逆。

旋覆花，通血脉而行瘀涩，能除漏滴，清气道而下痰饮，善止哕噫。其诸主治，逐痰饮，止呕逆，消满结，软痞硬，通血脉，消水肿。

◆《金匮》旋覆花汤

旋覆花三两，葱白十四茎，新绛少许，煎，顿服。

治妇人半产漏下。以肝脾阳虚，胎元失养，是以半产。血瘀不升，是以漏下。旋覆行血脉之瘀，葱白通经气之滞，新绛止崩而除漏也。

◆《伤寒》旋覆代赭汤

旋覆花三两，半夏半升，代赭石一两，人参二两，甘草三两，大枣十二枚，生姜五两。

治伤寒，汗吐下后，表证已解，心下痞硬，噫气不除者。以土虚胃逆，碍甲木下行之路，胃口痞塞，浊气不降。参、甘、大枣，补其中脘，半夏、姜、赭，降其逆气，旋覆花行其瘀浊也。(《长沙药解·卷三·旋覆花》)

血竭

血竭 味咸，气平，入足厥阴肝经。破瘀行血，止痛续伤。

血竭，破瘀血，癥瘕积块、跌扑停瘀皆良。亦止鼻衄便血，并治恶疮疥癣。(《玉楸药解·卷二·木部·血竭》)

血余炭

乱发 味苦，入足太阳膀胱、足厥阴肝经。利水通淋，泻湿行瘀。

发灰，长于利水而善行血瘀，能止上下九窍之血，消一切痈肿，通女子经闭。童女发灰，治梦遗最神。

烧灰存性，研细用。

◆《金匮》猪膏发煎 方在猪膏

用之治诸黄疸，及女子阴吹，以其泻湿而行滞也。

◆滑石白鱼散 方在滑石

用之治小便不利，以其利水而通淋也。（《长沙药解·卷四·乱发》）

延胡索

延胡索 味苦、辛，微温，入足厥阴肝经。调经破血，化块消癥，专行滞血，治经瘀腹疼，化积聚癥瘕，理跌扑损伤。（《玉楸药解·卷一·草部·延胡索》）

燕子窠

燕子窠 味辛，气平，入手少阴心经。消恶疮，败肿毒。

胡燕窠土，消肿解毒，治疥病浸淫，黄水白秃，一切恶疮，涂洗皆效。（《玉楸药解·卷五·禽兽部·燕子窠》）

羊肝

青羊肝 味苦，微寒，入足厥阴肝经。清肝退热，明目去翳。

青羊肝，苦寒，清肝胆风热，治眼病红肿翳膜，昏花丧明，疗牙疳痢疾。

附：羊胆、羊乳

青羊胆，治青盲白翳，红瘀赤障，便秘肠结，黯疱痔疮。

白羊乳，润肺止渴，治口疮舌肿，心痛肠燥。蜘蛛咬伤，蚰蜒入耳，灌之

即化成水。(《玉楸药解·卷五·禽兽部·青羊肝》)

羊肉

羊肉 味苦,《素问》:羊肉、杏、薤皆苦。气膻,入足太阴脾、足厥阴肝经。温肝脾而扶阳,止疼痛而缓急。

羊肉淳浓温厚,暖肝脾而助生长,缓迫急而止疼痛,大补温气之剂也。其诸主治,止带下,断崩中,疗反胃,治肠滑,暖脾胃,起劳伤,消脚气,生乳汁,补产后诸虚。

◆**《金匮》当归生姜羊肉汤**方在当归

用之治寒疝腹痛者。以水寒木枯,温气颓败,阴邪凝结,则为瘕疝,枯木郁冲,则为腹痛。羊肉暖补肝脾之温气,以消凝郁也。治胁痛里急者。以厥阴之经,自少腹而走两胁,肝脾阳虚,乙木不达,郁迫而生痛急,羊肉温补肝脾之阳气,以缓迫切也。治产后腹中疼痛者,产后血亡,温气脱泄,乙木枯槁,郁克己土,故腹中疼痛,羊肉补厥阴之温气,以达枯木也。治虚劳不足者,以虚劳不足,无不由脾肝之阳虚,羊肉补肝脾之阳气,以助生机也。(《长沙药解·卷二·羊肉》)

羊血

山羊血 味咸、甘,气平,入足厥阴肝经。最行瘀血,绝止疼痛。

山羊血,治瘀血作痛,疗跌扑损伤甚捷。(《玉楸药解·卷五·禽兽部·山羊血》)

阳起石

阳起石　味咸，微温，入足少阴肾、足厥阴肝经。起痿壮阳，止带调经。

阳起石，温暖肝肾，强健宗筋，治寒疝冷瘕，崩漏带下，阴下湿痒，腰膝酸疼，腹痛无子，经期不定。(《玉楸药解·卷三·金石部·阳起石》)

杨梅

杨梅　味酸、甘，微温，入手太阴肺经。除痰止呕，解渴断痢。

杨梅，酸涩降敛，治心肺烦郁，止呕食吐酒，疗痢疾损伤，止血衄。

核仁，能治脚气。

杨梅生瘴疠之乡，其味酸甘，多食损齿伤筋。惟桑土者不酸。林邑生者，实如杯盏，青时极酸，熟则如蜜。酿酒号梅香酽，土人珍重之。(《玉楸药解·卷四·果部·杨梅》)

夜明砂

夜明砂　味淡，气平，入足厥阴肝经。消积聚，去翳障。

蝙蝠屎名夜明砂，能磨翳明目，消肿破积，止痛除惊，去黑靬，下死胎，疗瘰疬，治马扑肿痛。(《玉楸药解·卷五·禽兽部·夜明砂》)

饴糖

胶饴　味甘，入足大阴脾、足阳明胃经。功专扶土，力可建中，入太阴而补脾精，走阳明而化胃气，生津润辛金之燥，养血滋乙木之风。善缓里急，最止腹痛。

◆《伤寒》小建中汤

胶饴一升，芍药六两，桂枝、甘草、生姜各三两，大枣十二枚。

治少阳伤寒，阳脉涩，阴脉弦，寸为阳，尺为阴。法当腹中急痛者。以甲乙二木，表里同气，甲木不降，则阳脉涩，乙木不升，则阴脉弦。甲木不降，必克戊土，法当痛见于胸胁，乙木不升，必克己土，法当痛见于腹胁。木气枯硬，是以其痛迫急。少阳胆从相火化气，厥阴肝以风木主令，肝胆合邪，风火郁生，中气被贼，势在迫急。胶饴、甘草，补脾精而缓里急，姜、桂、芍药，达木郁而清风火也。治少阳伤寒，心中悸而烦者。以病传少阳，相火郁隆，不可发汗，汗亡少阳之津，木枯土弱，必传阳明，五行之理，病则传其所胜也。胃气调和则病愈，胃土埋郁而不和，其心中必生烦悸。盖少阳甲木，化气于相火，而下交癸水者，戊土培之也。汗泻中脘之阳，土弱胃逆，不能降蛰相火，相火飞腾，升炎于上，心液消烁，故生郁烦。胆胃上壅，阻碍厥阴升降之路，是以动悸。以枯木而贼弱土，燥热郁生，伤耗胃脘之精液，则中宫败矣。胶饴、甘草、大枣，补脾而生胃液，姜、桂、芍药，疏木而清相火也。小建中证，即炙甘草证之轻者，烦悸不已，必至经脉结代。《金匮》治虚劳里急腹痛，悸衄，梦而失精，四肢酸痛，手足烦热，咽干口燥者。以中气衰弱，凝郁莫运，甲木不降，累及厥阴。升路郁阻而生动悸，相火刑金，收令不行而生吐衄。肺津消烁，则咽干口燥。乙木不升，生气莫遂，贼伤己土，则腹痛里急。木郁风动，疏泄不藏，则梦而失精。手之三阳，足之三阴，陷而不升，则手足烦热而肢节疼痛。胶饴、甘、枣，补土养精而缓里急，姜、桂、芍药，疏木达郁而清风也。

◆《金匮》大建中汤

胶饴一升，人参一两，干姜四两，蜀椒二合。

治心胸大寒痛，呕不能饮食，腹中寒气，上冲皮起，头足出现，上下走痛，而不可触近。以火虚土弱，水邪无畏，中侮脾胃，上凌心火，火土双败，中上寒甚，呕痛齐作，饮食俱废。饴、参，培土而建中，干姜、蜀椒，补火而温寒也。

◆ 黄芪建中汤

黄芪两半，胶饴一升，芍药六两，桂枝三两，甘草二两，生姜三两，大枣十二枚。

治虚劳里急，诸不足。虚劳之病，土败木遏，郁槁不荣，《素问》语。是以里急。生气失政，缘于阳虚。胶饴、甘、枣。补脾精而缓里急，姜、桂、芍药，疏木郁而清风燥，黄芪补卫阳而生营阴也。

乙木生于癸水而植于己土，甲木生于壬水而培于戊土，中气旺则戊土右降而甲木不逆，己土左升而乙木不陷，乙木直升，故腹胁松畅而不满急，甲木顺降，故胸胁冲和而不痞硬。中气颓败，不能四运，甲木上逆而贼戊土，乙木下陷而贼己土，土木逼迫，则痞硬满急，疼痛惊悸，吐衄遗泄，干燥烦热之病生焉。总以根本失养，枝干不荣，故变和缓而为急切，作盗贼以犯中原也。风木相火，郁生燥热，内耗脾胃之精液，外烁肝胆之精血，久而生意枯槁，中气亡败，则性命倾矣。胶饴温润淳浓，补脾精而养肝血，缓急切而润风燥，是以建中三方皆用之，以补中而缓急。

盖中气者。交济水火之枢，升降金木之轴，中气健旺，枢轴轮转，水木升而火金降，寒热易位，精神互根，自然邪去而正复，是强中御外之良规也。审其木燥而用芍药，水寒则用椒、姜，气弱则加黄芪，血虚则加当归，解此四法，胶饴之用，备建中立极之妙矣。（《长沙药解·卷一·胶饴》）

益母草

益母草 味苦、辛，气平，入足厥阴肝经。活血行经，破瘀通脉，胎产崩漏，痈疽癥瘕，跌打损伤悉效。

益母草，调经行血，治一切血证，破瘀扫腐，下死胎，催胞衣，并医各色疮疡。女子良药。(《玉楸药解·卷一·草部·益母草》)

益智仁

益智仁 味辛，气温，入足太阴脾、足阳明胃经。和中调气，燥湿温寒，遗精与淋浊俱疗，吐血与崩漏兼医。

凡男子遗精淋浊，女子带下崩漏，皆水寒土湿，肝脾郁陷之故。总之，木郁亦生下热，而热究不在脾胃。庸工谓其相火之旺，胡说极矣！其脾胃上逆，则病吐血，往往紫黑成碗，终损性命。益智仁燥湿寒，运行郁结，戊己旋转。金木升降，故治诸证。然非泻水补火，培土养中之药，未能独奏奇功。

去壳，炒，研。消食亦良。(《玉楸药解·卷一·草部·益智仁》)

薏苡仁

薏苡 味甘，气香，入足太阴脾、足阳明胃经。燥土清金，利水泻湿，补己土之精，化戊土之气，润辛金之燥渴，通壬水之淋沥，最泻经络风湿，善开胸膈痹痛。

水非气清则不利，气非土燥则不清，土非水利则不燥，欲燥其土，必利其水，欲利其水，必清其气，欲清其气，必燥其土。土居气水之交，握其生化之权，而司其清浊之任者也。薏苡一物而三善备焉，上以清气而利水，下以利水而燥土，中以燥土而清气。

盖气化于精而水化于气，薏苡精液浓厚，化气最清，气秉清肃，化水最捷。以清肃之气而行降洒之令，千支万派，尽赴溪壑，水注川渎而大泽不涸，则土处沃衍而神洲不沉，湿消而气爽，露零而木荣矣。

◆《金匮》薏苡附子散

薏苡十五两，附子十枚。杵为散，服方寸匕。

治胸痹缓急者。以水土湿寒，浊阴上逆，清气郁阻，胸膈闭塞。证有缓急不同，而总属湿寒，薏苡泻湿而降浊，附子驱寒而破壅也。

◆薏苡附子败酱散

薏苡十分，附子二分，败酱五分。杵为散。煎服方寸匕。小便当下。

治肠痈，身甲错，腹皮急，按之濡，如肿状，腹无积聚，身无热，脉数。以寒邪在腹，膏血凝涩，埂郁臭败，腐而为脓。肠气壅遏，故腹皮胀急，而状如肿满。凝瘀腐化，故腹无积聚，而按之软塌。血败不华肌腠，故皮肤甲错，而失滑泽。卫阻而非表邪，故经脉数疾，而无外热。附子破其寒郁，败酱行其脓血，薏苡泻湿而开水窍也。败酱化脓为水，水窍既开，故自小便下。

◆麻杏薏苡甘草汤 方在麻黄

以治风湿之病，推之凡筋挛骨痛、水胀气鼓、肺痈肠疽、消渴淋痛之类，无不因湿，则薏苡之治效，固当不一而足也。

百病之来，湿居十九，悉缘于太阴脾土之阳衰也。泻湿而燥土者，未必益气清金，而利水者，未必补中。能清能燥，兼补兼泻，具抑阴扶阳之力，擅去浊还清之长，未可得于凡草常木之中也。(《长沙药解·卷一·薏苡》)

茵陈蒿

茵陈蒿 味苦，微寒，入足太阴脾、足太阳膀胱经。利水道而泻湿淫，消瘀热而退黄疸。

茵陈，通达经络，渗泄膀胱，性专去湿，故治发黄，并浴疮疥瘙痒之疾。

◆《伤寒》茵陈蒿汤

茵陈蒿六两，栀子十四枚，劈，大黄二两。

治太阴病，身黄腹满，小便不利者。以己土湿陷，木郁热生，湿热传于膀胱，水窍不开，淫溢经络，郁蒸而发黄色者。茵陈利水而除湿，栀子、大黄，泻热而消瘀也。

◆《金匮》茵陈五苓散

茵陈蒿末十分，五苓散五分。

治病黄疸，茵陈行经而泻湿，五苓利水而开癃也。（《长沙药解·卷四·茵陈蒿》）

银杏

银杏 味苦、甘，性涩，气平，入手太阴肺经。降痰下气，宁嗽止喘。

银杏苦涩敛肺，降痰涎，止喘嗽，缩小便，除白浊，收带下。更去皶疱皯黯，平手足皲裂，疗头面癣疥，杀虫去虱皆效。

银杏即白果，熟食益人。

叶辟诸虫。（《玉楸药解·卷四·果部·银杏》）

罂粟壳

粟壳 味咸，性涩，微寒，入手太阴肺、手阳明大肠经。收肺敛肠，止咳断利。

罂粟壳，酸涩收敛，治咳嗽泄利。肺逆肠滑之病，初病忌服。当与行郁泻湿之药并用乃可。并治遗精。(《玉楸药解·卷八·杂类·粟壳》)

鹰屎

鹰屎白 味淡，微寒，入手太阴肺、足厥阴肝经。消积灭痕，化硬退疱。

鹰屎白，灭打伤瘀痕，消头面黯鼆，化癖积骨鲠。(《玉楸药解·卷五·禽兽部·鹰屎白》)

鱼

白鱼 味甘，入足太阳膀胱经。善行水道，最通淋涩。

◆《金匮》滑石白鱼散方在滑石

用之治小便不利，以其利水也。(《长沙药解·卷四·白鱼》)

青鱼胆 味苦，性寒，入足厥阴肝经。明目去翳，消肿退热。

青鱼胆，苦寒，泻肝胆风热，治眼病赤肿翳障，呕吐喉痹涎痰，化鱼骨鲠噎，平一切恶疮。(《玉楸药解·卷六·鳞介鱼虫部·青鱼胆》)

榆白皮

榆白皮 味甘，气平，入手太阴肺、足太阳膀胱经。止喘降逆，利水消肿。

榆白皮，清金利水，治䐔喘咳嗽，淋漓消渴，滑胎催生，行血消肿，痈疽发背，瘰疬秃疮。(《玉楸药解·卷二·木部·榆白皮》)

禹余粮

禹余粮 味甘，微寒，入足太阴脾、足少阴肾、足厥阴肝、手阳明大肠经。止小便之痛涩，收大肠之滑泄。

禹余粮，敛肠止泄，功同石脂，长于泻湿，达木郁而通经脉，止少腹骨节之痛，治血崩闭经之恙，收痔瘘失血，断赤白带下。

煎汤，生研。作丸、散，煅红、醋淬、研细用。

◆《伤寒》**禹余粮丸**原方失载

治汗家重发汗，恍惚心乱，小便已阴痛者。以发汗太多，阳亡神败，湿动木郁，水道不利，便后滞气梗涩，尿孔作痛。禹余粮甘寒收涩，秘精敛神，心火归根，坎阳续复。则乙木发达，滞开而痛止矣。

◆**赤石脂禹余粮汤**方在石脂

用之治大肠滑脱，利在下焦者，以其收湿而敛肠也。(《长沙药解·卷一·禹余粮》)

242

玉簪根

玉簪根 味辛，性寒，入足少阴肾经。化骨落牙，断产消痈。

玉簪根，辛寒透骨，能落牙齿，化骨鲠，绝胎妊，散肿毒，研涂一切痈肿。作汤不可着牙，最能损齿。（《玉楸药解·卷八·杂类·玉簪根》）

芫花

芫花 味苦、辛，入足太阳膀胱经。性专泻水，力能止利。

芫花，破气泻水，逐饮涤痰，止喘嗽而化疝瘕，消痈肿而平疮疥，善杀虫鱼，妙枯瘤痔，牙痛、头秃之病，皆有奇功。

◆ **《伤寒》小青龙汤**方在麻黄

治太阳伤寒，心下有水气。若微利者，去麻黄，加芫花如鸡子大，熬令赤色。水旺土湿则利作，芫花泻水而止利也。

◆ **《金匮》十枣汤**方在大枣

用之治心胁痞痛，下利呕逆者，治悬饮内痛，脉沉而弦者，以其破壅塞而泻饮也。（《长沙药解·卷四·芫花》）

原蚕蛾

原蚕蛾 味咸，性温，入足少阴肾、足厥阴肝经。暖肾壮阳，固精敛血。

原蚕蛾，温暖肝肾，大壮阳事，治遗精溺血，疗金疮，灭瘢痕，止白浊。（《玉楸药解·卷六·鳞介鱼虫部·原蚕蛾》）

远志

远志　味辛，微温，入手少阴心、足少阴肾经。开心利窍，益智安神。

远志，辛散开通，治心窍昏塞，胸膈痹痛。补肾壮阳，敛精止泄。疗骨疽乳痈，一切疮疡肿毒。（《玉楸药解·卷一·草部·远志》）

月明砂

月明砂　味淡，气平，入足厥阴肝经。去翳障，疗痔瘘。

兔屎名月明砂，能明目去翳，消痔杀虫。庸工习用不效，季明又言其能治虚劳夜热，更荒诞！（《玉楸药解·卷五·禽兽部·月明砂》）

云母

云母　味甘，入足少阳胆、足太阳膀胱经。利水泻湿，消痰除疟。

疟以寒湿之邪，结于少阳之经，与淋沥之证，皆缘土湿而阳陷。云母泻湿行痰，故治牝疟而除淋沥。

◆《金匮》**蜀漆散**方在蜀漆

用之治牝疟多寒，以其泻湿而行痰也。（《长沙药解·卷四·云母》）

皂荚

皂荚　味辛、苦、涩，入手太阴肺经。降逆气而开壅塞，收痰涎而涤垢

244

浊，善止喘咳，最通关窍。

皂荚，辛烈开冲，通关透窍，搜罗痰涎，洗荡瘀浊，化其黏联，胶热之性，失其根据，攀附之援，脏腑莫容，自然外去，虽吐败浊，实非涌吐之物也。其诸主治，开口噤，通喉痹，吐老痰，消恶疮，熏久利脱肛，平妇人吹乳，皆其通关行滞之效也。

◆《金匮》皂荚丸

皂荚六两。去皮，酥炙，蜜丸梧子大，枣膏和汤服三丸，日夜四服。

治咳逆上气，时时唾浊，但坐不得眠。以肺胃逆升，浊气郁塞，涎沫胶黏，下无泄路，故时时上唾。身卧则气道愈阻，弥增壅闷，故但坐不得眠。皂荚开闭塞而洗痰涎，通气道而降冲逆也。（《长沙药解·卷三·皂荚》）

灶心土

灶中黄土 味辛，入足太阴脾、足厥阴肝经。燥湿达木，补中摄血。
其诸主治，止吐衄、崩带、便尿诸血，敷发背、痈疽、棍杖诸疮。

◆《金匮》黄土汤

灶中黄土半斤，甘草二两，白术三两，黄芩三两，阿胶三两，地黄三两，附子三两。

治先便后血。以水寒土湿，乙木郁陷而生风，疏泄不藏，以致便血。其下在大便之后者，是缘中脘之失统，其来远也。黄土、术、甘，补中燥湿而止血，胶、地、黄芩，滋木清风而泻热，附子暖水驱寒而生肝木也。

下血之证，固缘风木之陷泄，而木陷之根，全因脾胃之湿寒。后世医书，以为肠风。风则有之，而过不在肠。至于脾胃湿寒之故，则绝无知者。愈用清风润燥之剂，而寒湿愈增，则注泄愈甚。以至水泛火熄，土败人亡，而终不悟焉。此其所以为庸工也。

灶中黄土，以湿土而得火化，最能燥湿而敛血。合术、甘以燥土，附子以暖水，胶、地以清风，黄芩以泻热，下血之法备矣。盖水寒则土湿，土湿则木郁，木郁则风生，风生则血泄。水暖而土燥，土燥而木达，木达而风静，风静而血藏，此必然之理也。

足太阴以湿土主令，辛金从令化气而为湿，手阳明以燥金主令，戊土从令化气而为燥，失血之证，阳明之燥衰，太阴之湿旺也。

柏叶燥手太阴、足阳明之湿，故止吐血，燥则气降而血敛，黄土燥手阳明、足太阴之湿，故止下血，燥则气升而血收也。(《长沙药解·卷二·灶中黄土》)

泽兰

泽兰 味苦，微温，入足厥阴肝经。通经活血，破滞磨坚，胎产俱良，癥瘕颇善，止腰腹疼痛，消痈疽热肿，扑打吐衄能瘳。

泽兰，辛温香散，行血破瘀，通脉安胎，一切痈疽癥瘕、金疮扑打、吐衄诸证皆医。而气味和平，不伤迅利，行经化结之良品也。(《玉楸药解·卷一·草部·泽兰》)

泽漆

泽漆 味苦，微寒，入足太阳膀胱经。专行水饮，善止咳嗽。

泽漆苦寒之性，长于泻水，故能治痰饮阻格之咳。

入药用长流水煎。

◆《金匮》泽漆汤

泽漆三升，半夏半升，白前五两，紫参五两，黄芩三两，人参三两，甘草三两，桂枝三两，生姜五两。

治咳而脉沉者。火浮水沉，自然之性，其脉见沉，是有里水。水邪阻格，肺气不降，金受火刑，是以作咳。人参、甘草，补中而培土，生姜、半夏，降逆而驱浊，紫参、白前，清金而破壅，桂枝、黄芩，疏木而泻火，泽漆行其水积也。(《长沙药解·卷四·泽漆》)

泽泻

泽泻 味咸，微寒，入足少阴肾、足太阳膀胱经。燥土泻湿，利水通淋，除饮家之眩冒，疗湿病之燥渴，气鼓水胀皆灵，膈噎反胃俱效。

泽泻，咸寒渗利，走水腑而开闭癃，较之二苓淡渗，更为迅速。五苓、八味、茯苓、泽泻、当归、芍药诸方皆用之，取其下达之速，善决水窦，以泻土湿也。

◆《金匮》泽泻汤

泽泻五两，白术二两。

治心下有支饮，其人苦冒眩者。以饮在心下，阻隔阳气下降之路。阳不根阴，升浮旋转，故神气昏冒而眩晕。此缘土湿不能制水，故支饮上泛。泽泻泻其水，白术燥其土也。(《长沙药解·卷四·泽泻》)

樟脑

韶脑 味辛，性热，入手太阴肺、足厥阴肝经。通经开滞，去湿杀虫。

韶脑辛烈之性，通关透节，去湿，逐风寒，治心疼腹痛，脚气牙虫，疥癣秃疮。箱笼席簟，杀蠹辟虱。（《玉楸药解·卷二·木部·韶脑》）

䗪虫

䗪虫　味咸，微寒，入足厥阴肝经。善化瘀血，最补损伤。

䗪虫，咸寒疏利，专破癥瘀，兼补伤损。其诸主治，疗折伤，续筋骨。炒枯存性，研细用。

◆**《金匮》鳖甲煎丸**方在鳖甲

用之治病疟日久，结为癥瘕。

◆**大黄䗪虫丸**方在大黄

用之治虚劳腹满，内有干血

◆**下瘀血汤**方在大黄

用之治产后腹痛，内有瘀血。

◆**土瓜根散**方在土瓜根

用之治经水不利，少腹满痛，以其消癥而破瘀也。（《长沙药解·卷二·䗪虫》）

珍珠

珍珠　味甘、咸，微凉，入手太阴肺、足厥阴肝经。明目去翳，安魂定魄。

珍珠凉肺清肝，磨翳障，去惊悸，除遗精白浊，下死胎胞衣，涂面益色，敷疔拔毒，止渴除烦，滑胎催生。(《玉楸药解·卷六·鳞介鱼虫部·珍珠》)

芝麻

芝麻 味甘，气平，入足厥阴肝、手阳明大肠经。润肺开闭。

芝麻，补益精液，滋润肝肠，治大便结塞，清风荣木，养血舒筋，疗语塞步迟、皮燥发枯、髓涸肉减、乳少经阻诸证。医一切疮疡，败毒消肿，生肌长肉。杀虫，生秃发，滑产催衣皆善。(《玉楸药解·卷四·果部·附谷菜部·芝麻》)

知母

知母 味苦，气寒，入手太阴肺、足太阳膀胱经。清金泻热，止渴除烦。

知母苦寒之性，专清心肺而除烦躁，仲景用之，以泻上焦之热也。甚败脾胃而泻大肠，火衰土湿，大便不实者忌之。后世庸工，以此通治内伤诸病，滋水灭火，误人性命，至今未绝。其诸主治，泻大肠，清膀胱。

《伤寒》白虎汤方在石膏、《金匮》酸枣仁汤方在枣仁、桂枝芍药知母汤方在桂枝并用之，以其清金而泻火，润燥而除烦也。(《长沙药解·卷三·知母》)

栀子

栀子　味苦，性寒，入手少阴心、足太阴脾、足厥阴肝、足太阳膀胱经。清心火而除烦郁，泻脾土而驱湿热，吐胸膈之浊瘀，退皮肤之熏黄。

栀子苦寒，清心火而除烦热，烦热既法，清气下行，则浊瘀自涌。若热在膀胱，则下清水道，而开淋涩。盖厥阴乙木，内孕君火，膀胱之热，缘乙木之遏陷，亦即君火之郁沦也。善医黄疸者，以此。

◆《伤寒》栀子干姜汤

栀子十四枚，干姜二两。煎，分三服。得吐，止后服。

治太阳伤寒，大下后，身热不去，微烦者。大下败其中气，浊阴上逆，瘀生腐败，阻隔君火，身热心烦。干姜降逆而温中，栀子吐浊瘀而除烦热也。

◆栀子厚朴汤

栀子十四枚，厚朴四两，枳实四枚。煎，分二服。得吐，止后服。

治伤寒下后，心烦腹满，卧起不安者。以下伤土气，中脘郁满，阳明不降，浊阴上逆，陈郁填塞，阻隔君火，烦躁不宁。枳、朴泻满而降逆，栀子吐浊瘀而除烦也。

◆栀子香豉汤

栀子十四枚，香豉四两。煎，分二服。得吐，止后服。

治伤寒汗不后，烦热，胸中窒者。汗下败其中气，胃土上逆，浊气填瘀，君火不得下行，故心宫烦热，胸中窒塞。香豉调中而开窒，栀子扫浊瘀而除烦热也。治阳明伤寒，下后胃中空虚，客气动膈，心中懊憹，舌上胎者。下伤胃气，浊阴逆上，客居胸膈，宫城不清，故生懊憹。香豉和中而下气，栀子涌浊淤而清懊憹也。治厥阴病，利后虚烦，按之心下濡者。香豉和中而泻湿，栀子决浊瘀而清虚烦也。

◆栀子甘草香豉汤

栀子十二枚，香豉四两，甘草二两。煎，分二服。得吐，止后服。

治伤寒汗吐下后，虚烦不得眠，剧则反覆颠倒，心中懊侬，而少气者。香豉、甘草，调胃而补中气，栀子涤浊瘀而清虚烦也。

◆栀子生姜香豉汤

栀子十二枚，香豉四两，生姜五两。煎，分二服。得吐，止后服，

治伤寒汗吐下后，虚烦不得眠，剧则反覆颠倒，心中懊侬，而呕者。香豉、生姜，降逆而止呕吐，栀子荡浊瘀而清虚烦也。

◆栀子柏皮汤

栀子十五枚，甘草一两，黄柏皮一两。

治太阴伤寒，发热身黄者。湿在经络，郁而不泻，则发热身黄。甘草、柏皮，补中而清表热，栀子泻湿而退身黄也。

◆《金匮》栀子大黄汤

栀子十四枚，香豉一升，枳实五枚，大黄三两。

治酒疸，心中懊侬，或热痛者。酒疸湿热郁蒸，故心懊侬。甲木冲击，故生热痛。香豉、枳、黄，降浊而泻热，栀子清心而除懊侬也。

◆茵陈蒿汤 方在茵陈

治太阴病，身黄腹满，小便不利者，谷疸同此。

◆大黄硝石汤 方在大黄

治黄疸腹满，小便不利者，皆用之，以清乙木之郁蒸，泻膀胱之湿热也。

（《长沙药解·卷一·栀子》）

蜘蛛

蜘蛛 味苦，微寒，入足厥阴肝经。能消偏坠，善治狐疝。

炒枯存性，研细用。

◆《金匮》蜘蛛散

蜘蛛十四枚，桂枝半两。为散，取八分匙，饮和，日再服。

治狐疝，偏坠有大小，时时上下。以水寒木陷，气郁为肿。出入无常，状如妖狐。蜘蛛破瘀而消肿，桂枝疏木而升陷也。(《长沙药解·卷二·蜘蛛》)

枳实

枳实 味苦、酸、辛，性寒，入足阳明胃经。泻痞满而去湿，消陈宿而还清。

枳实酸苦迅利，破结开瘀，泻痞消满，除停痰留饮，化宿谷坚癥。涤荡郁陈，功力峻猛，一切腐败壅阻之物，非此不消。

麸炒黑，勿令焦，研用。

◆《金匮》枳术汤

枳实七枚，白术二两。煎，分三服。腹中软，即当散。

治心下坚，大如盘，边如旋杯，水饮所作。以水停中脘，胃气郁阻，胆经隔碍，不得下行，痞结心下，坚硬不消。枳实泻水而消痞，白术燥土而补中也。

◆枳实薤白桂枝汤

枳实四枚，厚朴四两，栝蒌一枚，薤白半斤，桂枝一两。

治胸痹心痞，胸中满结，胁下逆抢心。以胆胃上逆，胸膈填塞。枳、朴、薤白，破壅塞而消痹结，栝蒌、桂枝，涤浊瘀而下冲逆也。

◆《伤寒》枳实栀子汤

枳实三枚，栀子十四枚，香豉一两。清浆水煎，分二服，覆令微似汗。

治大病差后，劳复者。大病新差，中气尚弱，因劳而复。浊阴上逆，中宫埋塞，经郁热作。枳实降浊而消滞，栀子泻热而清烦，香豉和中而散郁也。

◆《金匮》枳实芍药散

枳实、芍药等分。为散，服方寸匕，日三服，并主痈脓，以大麦粥下之。

治产后腹痛，烦满不得卧。以产后血亡肝燥，风木克土，是以腹痛。肝脾郁结，则胆胃壅塞，而生烦满。芍药清风而止痛，枳实泻满而除烦也。

◆栀子大黄汤 方在栀子

用之治伤寒下后，心烦腹满者，治酒疸懊恍热痛者。

◆橘枳生姜汤 方在橘皮

用之治胸中痹塞，短气。

◆桂姜枳实汤 方在桂枝

用之治心中痞塞悬痛。

◆大小承气汤 二方在大黄

用之治阳明胃燥便难，皆以其泻痞满而破壅塞也。(《长沙药解·卷一·枳实》)

钟乳石 ●

钟乳 味甘，性温，入足太阴脾、手太阴肺、足少阴肾、足厥阴肝经。宁嗽止喘，敛血秘精。

石钟乳，燥湿悍疾，治脾肾湿寒，遗精吐血，肠滑乳闭，虚喘劳嗽，阳痿声哑，其功甚速。寒消湿去，食进气充。特此纵欲伤精，阳根升泄，往往发为消淋痈疽之证，固缘金石慓悍，亦因服者恃药力而雕斫也。(《玉楸药解·卷三·金石部·钟乳》)

朱砂 ●

朱砂 味甘，微寒，入手少阴心经。善安神魂，能止惊悸。

朱砂降摄心神，镇安浮荡，善医惊悸之证。赤丸用之，取其保护君主，以胜阴邪也。

◆《金匮》赤丸

茯苓四两，半夏四两，乌头二两，细辛一两。研末，炼蜜丸，朱砂为衣，麻子大，酒下三丸。

治寒气厥逆。以火虚土败，不能温水，寒水上凌，直犯心君。茯苓、乌头，泻水而逐寒邪，半夏、细辛，降逆而驱浊阴，朱砂镇心君而护宫城也。(《长沙药解·卷四·朱砂》)

针砂 味咸，气平，入手少阴心、足太阳膀胱经，宁神止惊，泻湿消胀。

针砂，镇定心神、疏通水道，治惊痫，扫痰饮，治水胀，除黄疸，缩瘿瘤，染须发。然金石重坠，未宜轻服，炒熨手足，去湿痹疼痛，甚效。(《玉楸药解·卷三·金石部·针砂》)

猪胆汁

猪胆汁　味苦，性寒，入足少阳胆经。清相火而止干呕，润大肠而通结燥。

猪胆汁，苦寒滋润，泻相火而润燥金，胆热肠燥者宜之。

◆《伤寒》白通加猪胆汁汤

葱白四茎，干姜一两，生附子一枚，人尿五合，猪胆汁一合。

治少阴病下利，厥逆无脉，干呕心烦者。以水寒土败，君相皆飞，甲木克胃，故生干呕，丁火失根，故觉心烦。猪胆汁清相火而止呕，人尿清君火而除烦也。

◆通脉四逆加猪胆汁汤

甘草三两，干姜三两，大附子一枚，猪胆汁半合。

治霍乱吐下既止，汗出而厥，四肢拘急，脉微欲绝者。以相火逆升，汗孔疏泄，猪胆汁清相火而止汗也。

◆猪胆汁方

大猪胆一枚，泻汁，和醋少许，灌谷道中，食顷，当大便出。

治阳明病，自汗出，小便利，津液内竭，大便硬者。以汗出水利，津亡便硬。证非胃实，不可攻下，猪胆汁合醋，清大肠而润燥也。（《长沙药解·卷二·猪胆汁》）

猪肤

猪肤　味甘，微寒，入手太阴肺经。利咽喉而消肿痛，清心肺而除烦满。

肺金清凉而司皮毛，猪肤秉金气之凉肃，善于清肺。肺气清降，君相归根，则咽痛与烦满自平也。猪膏在四卷。

◆《伤寒》猪肤汤

猪肤一斤，白蜜一斤，白粉五合。

治少阴病，下利咽痛，胸满心烦者。以少阴寒水，侵侮脾胃，脾土下陷，肝脾不升，则为下利。胃土上逆，胆胃不降，相火刑金，则为咽痛。浊气冲塞，宫城不清，则胸满而心烦。猪肤、白蜜，清金而止痛，润燥而除烦，白粉涩滑溏而收泄利也。(《长沙药解·卷三·猪肤》)

猪膏

猪膏 味甘，微寒，入足太阳膀胱经，利水泻湿，滑窍行瘀。

猪膏，利水滑肠，善通大小二便，治水肿、带下之证。

◆《金匮》猪膏发煎

猪膏半斤，乱发鸡子大三枚。膏中煎之，发消药成，分，再服。病从小便去。

治诸黄。以土湿木陷，郁生下热，传于膀胱。膀胱闭癃，湿热熏蒸，随经逆上，侵于皮肤，则病黄疸。猪膏利水而清热，发灰泻湿而消瘀也。又治妇人阴吹，以土湿木陷，谷道郁塞，胃中浊气，不得后泄，故自前窍，喧吹而下。猪膏利水而滑大肠，发灰泻湿而通膀胱也。(《长沙药解·卷四·猪膏》)

猪苓

　　猪苓　味甘，气平，入足少阴肾、足太阳膀胱经。利水燥土，泻饮消痰，开汗孔而泻湿，清膀胱而通淋，带浊可断，鼓胀能消。

　　猪苓，渗利泻水，较之茯苓更捷。但水之为性，非土木条达，不能独行。猪苓散之利水，有白术之燥湿土也，猪苓汤之利水，有阿胶之清风木也，五苓之利水，有白术之燥土、桂枝之达木也，八味之利水，有桂枝之达木、地黄之清风也。若徒求利于猪、茯、滑、泽之辈，恐难奏奇功耳。

　　去皮用。

◆《伤寒》猪苓汤

　　猪苓一两，茯苓一两，泽泻一两，滑石一两，阿胶一两。

　　治阳明伤寒，脉浮发热，渴欲饮水，小便不利者。阳明之证，有燥有湿，阳明旺而太阴虚，则燥胜其湿，太阴旺而阳明虚，则湿胜其燥。己土湿陷，乙木抑遏，不能疏泄水道，则小便不利。木郁风动，肺津伤耗，则渴欲饮水。风气飘扬，而表寒未解，则脉浮发热。猪、茯、滑、泽，燥己土而泻湿，阿胶滋乙木而清风也。治少阳病，下利，咳而呕渴，心烦不得眠者。以水旺土湿，风木郁陷，下克己土，疏泄不藏则为利，风燥亡津则为渴。乙木陷而甲木逆，上克戊土，浊气逆冲，则为咳呕，相火上炎，则心烦不得眠睡。猪、茯、泽、滑，渗癸水而泻湿，阿胶滋乙木而清风也。

◆《金匮》猪苓散

　　猪苓、泽泻、白术等分。为散。

　　治病在膈上，呕吐之后，而思水者。痰饮内阻，多见渴证，而投以新水，益复难容，故随饮而即吐。呕伤津液，应当作渴，而水停心下，则反不渴，是以先渴而即呕者，必有支饮。若饮在膈上，吐后而思饮者，是饮去而津伤，为欲解也。此当急与之水，以救其渴。但其平日阳衰土湿，而后饮停膈上，宿水方去，又得新水，而土湿如前，不能蒸水化气，则新水又停矣，是当泻湿而生津。泽、苓泻水而去湿，白术燥土而生津也。(《长沙药解·卷四·猪苓》)

竹沥

竹沥　味甘，性寒，入手太阴肺经。清肺行痰。

竹沥，甘寒疏利，清胸膈烦渴，开痰涎胶黏，治中风心肺郁热，孔窍迷塞之证。

鲜竹去节，火烘沥下，磁器接之。其性虽寒，不至滑泻肠胃。清上之药，最为佳品。(《玉楸药解·卷二·木部·竹沥》)

竹茹

竹茹　味甘，微寒，入手太阴肺、足阳明胃经。降逆止呕，清热除烦。

竹茹，甘寒之性，善扫瘀浊而除呕哕，清金敛肺，更其所长。其诸主治，除吐衄，止崩漏，治膈噎，疗肺痿。

◆《金匮》竹皮大丸

竹茹二分，石膏二分，白薇一分（有热二分），甘草七分，桂枝一分。枣肉和丸。

治产妇乳子中虚，烦乱呕逆。以乳妇产子未久，中气尚虚，遇土郁木贼之时，胃逆作呕，爰生烦乱。竹茹降浊而止呕，石膏、白薇，清金而除烦，甘草、桂枝，培土而达木也。

◆**橘皮竹茹汤**方在橘皮

用之治哕逆，以其降逆而驱浊也。(《长沙药解·卷三·竹茹》)

竹叶 ————————————————————————●

竹叶 味甘，微寒，入手太阴肺经。清肺除烦，凉金泻热。

竹叶，甘寒凉金，降逆除烦，泻热清上之佳品也。其诸主治，降气逆，止头痛，除吐血，疗发黄，润消渴，清热痰，漱齿龈，洗脱肛。

◆**《金匮》竹叶汤**

竹叶一把，桔梗一两，生姜五两，附子一枚，葛根三两，桂枝一两，防风一两，甘草一两，人参一两，大枣十五枚。

治产后中风，发热面赤，喘而头痛。以产后中气虚弱，阴阳不能交济，肝脾易陷，肺胃易逆，陷则下寒，逆则上热。风伤卫气，卫敛而遏营血，上热弥增，肺胃愈逆，故发热面赤，喘而头痛。肺胃愈逆而热愈增，则肝脾益陷而寒益甚。竹叶、桔梗，凉肺而除烦，葛根、生姜，清肺而降逆，附子温寒而暖水，桂、防，燥湿而达木，甘、枣、人参，补中而培中土也。

◆**竹叶石膏汤**

竹叶两把，石膏一斤，麦冬一升，粳米半升，人参三两，甘草二两，半夏半升。

治大病差后，虚羸少气，气逆欲吐者。以病后中虚，胃逆欲吐，三阳不降，燥热郁发。竹叶、石膏、麦冬，清金泻热而除烦，粳米、参、甘，补中化气而生津，半夏降逆而止呕也。(《长沙药解·卷三·竹叶》)

紫草

紫草 味苦，气寒，入足厥阴肝经。清肝凉血，泻火伐阳。

紫草，疏利，凉血活瘀，寒胃滑肠。痘色红紫之证，缘营闭卫虚，不能外达。庸工以为血瘀，用紫草治之，百治百死。今古不悟，可恶!（《玉楸药解·卷一·草部·紫草》）

紫河车

胎衣 味咸，气平，入足厥阴肝经。补虚伤，益气血。

胎衣治男女虚劳，说起丹溪。胎妊化生，赖夫精气，不关衣胞。成人胎衣枯槁，精气无存，此珠玉之蚌璞，无用者耳。而下士庸工，以此治虚劳，愚矣。其所妄作，河车大造诸丸，用地黄、黄柏、龟板、天冬，泻火伐阳，辞人近鬼，祸世戕生，毒虐千古! 痛念死者，此恨无终也。（《玉楸药解·卷七·人部·胎衣》）

紫花地丁

地丁 味苦、辛、微寒，入手少阴心、足少阳胆经。消肿毒，疗疮疥。

地丁，行经泻火，散肿消毒。治痈疽瘰疬，疗毒恶疮。敷食皆佳。

紫花地丁，更胜白花者，亦名蒲公英。蒲公英黄花，非白花。（《玉楸药解·卷一·草部·地丁》）

紫梢花

紫梢花　味甘，性温，入足少阴肾、足厥阴肝经。起痿壮阳，暖肾秘精。

紫梢花，温暖肝肾，强筋起痿，治遗精、白浊、阴痒、囊湿、冷带之证。（《玉楸药解·卷八·杂类·紫梢花》）

紫参

紫参　味苦，微寒，入手太阴肺、手阳明大肠经。消胸中之痞结，止肺家之疼痛。

紫参，苦寒，清金泻热。降冲逆而破凝塞，清咳嗽而止疼痛。金清则肺气收摄，故长于敛血，金清则肺气通调，故长于行瘀。其诸主治，止吐衄，消痈肿，利小便，滑大肠，治金疮，调血痢，破瘀血，通闭经，开胸膈积聚，散腹胁坚满。

◆《金匮》紫参汤

紫参半斤，甘草三两。

治下利肺痛。以肺与大肠，相为表里，肠陷而利作，则肺逆而痛生。而肺肠之失位，原于中气之不运，盖己土不升则庚金陷，戊土不降则辛金逆，甘草补中而培土，紫参清金而破凝，使肺肠之气，各复其升降之旧也。

◆泽漆汤方在泽漆

用之，治咳逆而脉沉者，以其清金而降逆也。（《长沙药解·卷三·紫参》）

紫苏

紫苏 味辛，微温，入手太阴肺经。温肺降逆，止喘定嗽。

紫苏，辛温下气，治咳逆痰喘，呕吐饮食，利膈通肠，破结消癥。兼驱腰膝湿气。解蟹毒。（《玉楸药解·卷一·草部·紫苏》）

苏叶 味辛，入手太阴肺经。降冲逆而驱浊，消凝滞而散结。

苏叶辛散之性，善破凝寒而下冲逆，扩胸腹而消胀满，故能治咽中瘀结之证，而通经达脉，发泻风寒，双解中外之药也。其诸主治，表风寒，平喘嗽，消痈肿，安损伤，止失血，解蟹毒。

◆《金匮》**半夏厚朴汤**方在半夏

用之治妇人咽中如有炙脔，以其降浊而散滞也。（《长沙药解·卷三·苏叶》）

紫菀

紫菀 味苦、辛，入手太阴肺经。降气逆而止咳，平息贲而止喘。

紫菀，清金润肺，止咳定喘，而兼善敛血。劳嗽吐血之证，因于肺逆而不敛，肺气清降，则血自敛矣。其诸主治，开喉痹，通小便，定喘促，破息贲，止吐血，住便血，疗肺痈，行脓血，皆清金降逆之力也。

◆《金匮》**射干麻黄汤**方在射干

用之治咳而上气，以其清肺而降逆也。（《长沙药解·卷三·紫菀》）

紫葳

紫葳　味酸，微寒，入足厥阴肝经。专行瘀血，善消癥块。

紫葳，酸寒通利，破瘀消癥。其诸主治，通经脉，止淋沥，除崩中，收带下，平酒齄，灭风刺，治癫风，疗阴疮。

紫葳即凌霄花。

◆**《金匮》鳖甲煎丸**方在鳖甲

用之治病疟日久，结为癥瘕，以其行瘀而化癖也。(《长沙药解·卷二·紫葳》)

自然铜

自然铜　味辛，气平，入足少阴肾、足厥阴肝经，补伤续绝，行瘀消肿。

自然铜，燥湿行瘀，止痛续折，治跌打损伤，癥瘕积聚，破血消瘿，宁心定悸，疗风湿瘫痪之属。

自然铜收湿之力，与无名异同。

火锻，醋淬，研细，水飞。(《玉楸药解·卷三·金石部·自然铜》)

棕榈

棕榈毛　味苦，涩，气平，入足厥阴肝经。收敛失血，固涩肠滑。

棕榈毛，收涩之性，最能止血，凡九窍流溢，及金疮跌打诸血皆止。

折断，烧灰存性用。(《玉楸药解·卷二·木部·棕榈毛》)